Professionele communicatie en beroepshouding

Professionele communicatie en beroepshouding

O. Seebregts

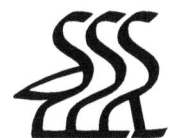

Bohn Stafleu van Loghum
Houten 2007

© 2007, Bohn Stafleu van Loghum, Houten
Alle rechten voorbehouden. Niets uit deze uitgave mag worden verveelvoudigd, opgeslagen in een geautomatiseerd gegevensbestand, of openbaar gemaakt, in enige vorm of op enige wijze, hetzij elektronisch, mechanisch, door fotokopieën of opnamen, hetzij op enige andere manier, zonder voorafgaande schriftelijke toestemming van de uitgever.
Voor zover het maken van kopieën uit deze uitgave is toegestaan op grond van artikel 16b Auteurswet 1912 j° het Besluit van 20 juni 1974, Stb. 351, zoals gewijzigd bij het Besluit van 23 augustus 1985, Stb. 471 en artikel 17 Auteurswet 1912, dient men de daarvoor wettelijk verschuldigde vergoedingen te voldoen aan de Stichting Reprorecht (Postbus 3051, 2130 KB Hoofddorp). Voor het overnemen van (een) gedeelte(n) uit deze uitgave in bloemlezingen, readers en andere compilatiewerken (artikel 16 Auteurswet 1912) dient men zich tot de uitgever te wenden.

Samensteller(s) en uitgever zijn zich volledig bewust van hun taak een betrouwbare uitgave te verzorgen. Niettemin kunnen zij geen aansprakelijkheid aanvaarden voor drukfouten en andere onjuistheden die eventueel in deze uitgave voorkomen.

ISBN 978 90 313 4953 1
NUR 891

Ontwerp omslag: Mariël Lam, Empel
Ontwerp binnenwerk: Studio Bassa, Culemborg
Automatische opmaak: Alfabase, Alphen aan den Rijn
Cartoons 2.2 en 4.3: Peter Beemsterboer, Studio Imago, Amersfoort
Figuur 2.1, 4.1 en 5.16: Hans van Oostrum, Den Haag

Eerste druk, eerste oplage 2007
Eerste druk, tweede oplage 2008

Basiswerk AG staat onder redactie van:
H. Elling (AA)
J. van Amerongen (DA)
A. Reiffers (DA)

Bohn Stafleu van Loghum
Het Spoor 2
Postbus 246
3990 GA Houten

www.bsl.nl

Inhoud

	Voorwoord	9
1	**Gedrag, groep en groepsgedrag**	11
1.1	Inleiding	11
1.2	Socialisatie	12
1.3	Gedrag	13
1.4	Levensloop en levensfase	17
1.4.1	Kinderen	18
1.4.2	Jongeren	22
1.4.3	Volwassenen	26
1.4.4	Ouderen	28
1.5	Groepen en groepsgedrag	32
1.5.1	Groepsindelingen	33
1.5.2	Conformisme	36
1.6	Rollen, rolgedrag en relaties	39
1.6.1	Rollen in de groep	41
1.6.2	Ongelijkwaardige relaties	43
1.7	Tot slot: omgaan met macht	44
	Literatuur	46
2	**Professioneel omgaan met cliënten**	47
2.1	Inleiding	48
2.2	Grondhouding en attitude	48
2.2.1	Aspecten van de grondhouding	50
2.3	Beroepshouding	56
2.4	Het tonen van respect voor de patiënt/cliënt en anderen	57
2.5	Het aangaan van een werk-/vertrouwensrelatie	59
2.5.1	Verantwoordelijk voor je taken	61
2.5.2	Verantwoordelijk naar (zieke) mensen	62
2.5.3	Verantwoordelijk naar organisatie en collega's	66

2.6	Omgaan met patiënt/cliënt vanuit een gepaste grondhouding	70
2.6.1	Reageren op emoties en gevoelens	70
2.6.2	Op racistische en discriminerende uitingen reageren	72
2.6.3	Zorgvuldig handelen bij intimiteiten	73
2.6.4	De privacy van de ander en jezelf bewaken	74
2.6.5	Omgaan met grenzen	75
2.7	Je eigen ontwikkeling	76
	Literatuur	81
3	**Communicatie**	**82**
3.1	Inleiding	82
3.2	Communicatievormen	83
3.2.1	Mondelinge communicatie	83
3.2.2	Schriftelijke communicatie	84
3.2.3	Digitale communicatievormen	84
3.2.4	Media	86
3.3	Communicatietechnieken	86
3.3.1	Non-verbale communicatie	87
3.4	Het communicatieproces	89
3.5	Waarnemen en interpreteren	90
3.6	Factoren die het communicatieproces beïnvloeden	92
3.6.1	De invloed van de situatie op het waarnemen	93
3.6.2	De invloed van de zender op het waarnemen	93
3.6.3	Waardoor kan de ontvanger worden beïnvloed bij het waarnemen?	94
3.6.4	De relatie tussen de zender en de ontvanger	97
3.6.5	De inhoud van de boodschap	98
3.7	Initiatief nemen tot het leggen van contact	99
3.8	Gesprekstechnieken	101
3.8.1	Actief luisteren	103
3.8.2	Het stellen van open en gesloten vragen	107
3.8.3	Een gesprek samenvatten	108
3.9	Gespreksvormen	109
3.9.1	Het geven van voorlichting	110
3.9.2	Het adviesgesprek	111
3.9.3	Het slechtnieuwsgesprek	114
3.9.4	Omgaan met feedback	115
3.10	Omgangsvormen	119
	Literatuur	123

4	**Conflicthantering**	**124**
4.1	Inleiding	125
4.2	Soorten conflicten	127
4.3	Oorzaken van conflictgedrag	128
4.4	Benoemen van gevoelens in conflictsituaties	130
4.5	Stijlen van conflicthantering	131
4.6	Omgaan met conflicten	135
4.7	Emoties	139
4.8	Racistische en discriminerende uitingen	143
	Literatuur	148
5	**Omgaan met cultuurverschillen**	**150**
5.1	Wat is cultuur?	151
5.2	Bewust worden van je eigen cultuur	152
5.3	Verschillen tussen culturen	155
5.4	Nederlandse samenleving: multiculturele samenleving	163
5.4.1	Dagelijks leven in de multiculturele samenleving	163
5.4.2	Cultuurverschillen in de gezondheidszorg	164
5.4.3	Vooroordelen, discriminatie en racisme	166
5.4.4	Verschillende vormen van discriminatie	166
5.4.5	Taal- en integratieproblemen	167
5.5	Afstemmen van de communicatie	170
5.5.1	Taal	171
5.5.2	Je persoonlijke kijk op de werkelijkheid	172
5.5.3	Organisatie	173
5.5.4	Bedoeling en effect	175
5.6	Toepassen van mogelijkheden	175
5.6.1	Praktische adviezen	176
5.6.2	Tolk of tolkentelefoon	178
5.6.3	Migrantenvoorlichters	178
5.6.4	Nationaal Instituut voor Gezondheidsbevordering en Ziektepreventie (NIGZ)	179
	Literatuur	182
	Woordenlijst	**183**
	Register	**189**

Voorwoord

Voor de serie Basiswerk AG schreef ik – met Wouter van Grootheest – voor deelkwalificatie 301 eerder *Professionele communicatie en beroepshouding* in de serie Kompas voor AG. De inhoud van dit basiswerk is herzien. De informatie is uitgebreid met een aantal belangrijke burgerschapscompetenties waarmee de assistent in de gezondheidszorg veelvuldig te maken zal krijgen. Hiervoor is gebruikgemaakt van het brondocument *Leren, loopbaan en burgerschap* van Gemeenschappelijk Procesmanagement voor Competentiegericht Onderwijs. Daarnaast is een aantal onderdelen van dit werk inhoudelijk meer toegankelijk gemaakt voor een bredere doelgroep dan alleen de jonge student. Ten slotte zijn veel praktijkvoorbeelden aangepast ter verheldering van de theorie.

Het basiswerk bevat vijf hoofdstukken. Hoofdstuk 1 gaat over gedrag, groepen en groepsgedrag. Met die elementen heeft de assisterende in de gezondheidszorg immers voortdurend te maken: het eigen gedrag in relatie tot het gedrag van cliënten en collega's. Hoofdstuk 2 behandelt de beroepshouding, het professioneel omgaan met cliënten en collega's. In hoofdstuk 3 komen de theoretische en praktische aspecten van het communiceren en het toepassen van gesprekstechnieken aan de orde. Hoofdstuk 4 behandelt lastige situaties: het voorkomen en beheersen van (dreigende) conflictsituaties. In hoofdstuk 5, ten slotte, staan we uitvoerig stil bij cultuurverschillen. Er staan in dit hoofdstuk vele praktische tips. Daarnaast is er veel aandacht voor cultuur. We benaderen andere culturen vanuit de cultuur waarin we zijn opgegroeid. In een tijd waarin tolerantie en respect in onze maatschappij van belang zijn, is het belangrijk te begrijpen welke rol cultuur speelt in wie we zijn en hoe we ons gedragen. En welke mogelijkheden we hebben om cultuurverschillen te overbruggen.

Het basiswerk *Professionele beroepshouding en communicatie* is een duurzaam theorieboek. De inhoud blijft relevant en kan in de praktijk als naslagwerk worden gebruikt. Om deze reden is ervoor gekozen de theorie los van het oefenmateriaal aan te bieden. De vragen en opdrachten zijn beschikbaar via een digitale databank AG context. Een aantal illustraties is vervangen door meer aansprekende foto's. We hopen daarmee de aandacht van de gebruiker vast te houden en de wil tot lezen te stimuleren.

Ik wens de lezer veel genoegen en succes bij het gebruik van dit katern. Het katern wil en kan, zoals elk onderwijsleermiddel, niet meer zijn dan een instrument in handen van hen die onderwijzen en hen die leren.

Voor uw op- en aanmerkingen houden we ons van harte aanbevolen. U kunt ze richten aan de uitgeverij.

Odile Seebregts
Voorjaar 2007

Bij dit boek zijn ter ondersteuning van het individuele leerproces diagnostische vragen en bijbehorende antwoorden ontwikkeld. Tevens is een docentenhandleiding beschikbaar waarin uitleg wordt gegeven bij de kerntaken en competenties die in dit boek centraal staan. U kunt deze en nog veel meer aanvullende informatie vinden op AG context, het deze boekenserie ondersteunende digitale leerplatform voor het onderwijs. Op www.agcontext.nl kunt u zien waaruit deze databank bestaat en hoe u een abonnement kunt afsluiten.

1 Gedrag, groep en groepsgedrag

leerdoelen
Aan het eind van dit hoofdstuk kun je:
- beschrijven wat het begrip socialisatie inhoudt
- beschrijven wat socialisatie met eigen gedrag te maken heeft en het eigen socialisatieproces beschrijven
- aspecten van gedrag van de patiënt beschrijven met behulp van de socialisatietheorie
- kenmerken uit de verschillende levensfasen beschrijven
- een beschrijving geven van het begrip 'onmaatschappelijk gedrag'
- groepen indelen naar soort en kenmerken
- een beschrijving geven van rolgedrag, rolpatronen en rolverdeling.

1.1 Inleiding

Wanneer je als assistent functioneert, zul je aandacht moeten hebben voor patiënten, cliënten en je collega's. De basis voor je beroepshouding ligt in je jeugd. Door je opvoeding, je omgang met andere mensen, je ervaringen en belevingen ben je degene geworden die je nu bent. Je ontwikkelt jezelf als persoon steeds verder. Met deze beroepsopleiding ontwikkel je veel eigenschappen verder die voor de uitoefening van dit beroep belangrijk zijn.
De aandacht voor en omgang met de patiënt verlangen dat je iets afweet van factoren die jouw gedrag en dat van anderen beïnvloeden. Daarvoor moet je gedrag van patiënten kunnen inschatten en inzicht hebben in de omstandigheden die dit gedrag veroorzaken. De levensfase waarin iemand verkeert, kan van invloed zijn op gedrag. Elke levensfase heeft zijn eigen lichamelijke en geestelijke

kenmerken. Als je deze kenmerken herkent, kun je er beter op inspelen.
Ook de emoties die bepaalde omstandigheden meebrengen, kunnen gedrag van mensen beïnvloeden: het verlies van een partner, een kind dat ernstig ziek is, angst voor de tandarts. Dit zijn voorbeelden waarmee je als assistent te maken kunt krijgen en die van je verlangen dat je hierop evenwichtig kunt reageren. In dit eerste hoofdstuk kijken we naar jouw gedrag, hoe dat 'opgevoed' is en hoe dat ook door andere factoren wordt beïnvloed.

1.2 Socialisatie

Socialisatie betekent dat je door allerlei processen leert lid van de maatschappij te zijn. Die processen vinden niet alleen thuis plaats tijdens de opvoeding, maar ook op school in de omgang met docenten en leerlingen. Of in de omgang met vrienden en vriendinnen.
Je leert allerlei gebruiken die bij een maatschappij horen. Hierbij horen onder andere gedragsregels (bijvoorbeeld hoe je je gedraagt in bepaald gezelschap) maar ook het omgaan met rituelen en feesten (wat houdt carnaval in, wat betekent de 5 meiviering, hoe wordt een trouwdag gevierd?).

normen en waarden

Je gedrag wordt mede bepaald door normen en waarden. Normen zijn regels. Bijvoorbeeld het feit dat je alle cliënten op dezelfde manier behandelt. Waarden zijn zaken die belangrijk zijn in je leven en waarvoor je moeite doet om daarnaar te leven. Je vindt bijvoorbeeld dat alle mensen gelijk zijn. Een norm vloeit vaak voort uit een waarde. Dat blijkt wel uit het voorbeeld dat hier is gegeven: omdat je vindt dat mensen gelijk zijn, zouden ze ook op dezelfde manier behandeld moeten worden.

socialisatieproces

De gebruiken, normen en waarden maak je je eigen, tot ze een deel van je persoonlijkheid zijn geworden. We noemen dit het socialisatieproces. In dit proces is de cultuur waarin je opgroeit van belang voor de wijze waarop je wordt gesocialiseerd. Waar opvattingen en regels op de ene plek vanzelfsprekend zijn, is dat op een andere plek niet het geval.

opvoeding   Je opvoeding is een belangrijk aspect in het socialisatieproces. Wat heb je van huis uit geleerd? Welke plek had je in het gezin? Wat was thuis belangrijk? Je kunt je wel voorstellen dat je op een andere manier tegen de wereld aankijkt wanneer je uit een rijk gezin komt, dan wanneer je van huis uit hebt geleerd elk dubbeltje om te draaien. Ook zal een actieve deelname aan een kerkelijke gemeenschap je anders vormen dan een gezin dat niets met het geloof doet.

Door het socialisatieproces ben je de persoon die je nu bent, met een bepaald gedrag, en sta je op een eigen manier in de maatschappij. Socialisatie is een proces dat altijd voortduurt. Ook nu word je gevormd door de keuzen die je hebt gemaakt, de mensen met wie je omgaat, de manier waarop je tegen de maatschappij aankijkt.

1.3 Gedrag

Wat is gedrag? Gedrag is de waarneembare activiteit van mensen. Je kunt gedrag observeren. Gedachten of dromen zijn geen gedrag, maar kunnen het gedrag wel beïnvloeden. Veel gedrag dat mensen
aangeleerd   tonen is aangeleerd, gesocialiseerd. Door je omgeving, je opvoeding heb je bepaalde normen en waarden leren omzetten in gedrag.
aangeboren   Daarnaast is er sprake van aangeboren gedrag. Erfelijke aanleg, instincten en reflexen zijn voorbeelden van aangeboren gedrag. Het terugtrekken van een vinger als je die te dicht bij een vlam houdt, is een reflex.

Opvallend veel vrouwen werken in de gezondheidszorg. De behoefte om te verzorgen lijkt vrouwen meer dan mannen aan te spreken. Is dit nou een voorbeeld van aangeboren of aangeleerd gedrag? Waarschijnlijk is het een combinatie van beide.

Wordt de mens in zijn of haar gedrag alleen door deze interne en externe factoren bepaald? Is hij of zij niet ook zelf verantwoordelijk voor het getoonde gedrag, en kunnen er andere keuzen worden gemaakt die afwijken van wat je geleerd hebt? Ja, want behalve het
persoonlijkheid   aangeleerde en aangeboren gedrag, is er ook nog de persoonlijk-

heid. Deze is specifiek voor een individu. En deze persoonlijkheid kan onafhankelijke keuzen maken.

> Casus
> Mevrouw Schaarsbergen werkt al tien jaar voor dezelfde tandarts. Ze heeft eenmaal een brand meegemaakt en wil daar liever niet meer aan herinnerd worden. Tijdens het werk ontstond er brand in de wachtkamer. Zonder dat mevrouw Schaarsbergen erbij nadacht, wist ze dat ze eerst de patiënten in veiligheid moest brengen. Toen iedereen buiten stond en 112 was gebeld, besloot mevrouw Schaarsbergen weer terug te gaan naar binnen, terwijl ze zich realiseerde dat de situatie gevaarlijk was. Ze had zich herinnerd dat er kleine vaten met chloorethyl aanwezig waren en deze zouden kunnen ontploffen in de brand. Het lukte mevrouw Schaarsbergen de vaten weg te halen, hoewel de brandweer later aangaf dat ze een brandend pand nooit weer mocht binnengaan.

Een gemaakte keuze heeft gevolgen. In de casus van mevrouw Schaarsbergen leidt dat tot het terugkeren in een brandend pand. Wanneer je je bewust wordt van de uitkomst van de gemaakte keuze, kun je in een volgende situatie een meer weloverwogen keuze maken, omdat je kunt vergelijken met een eerdere situatie. Mevrouw Schaarsbergen zou nu niet meer teruggaan in de brandende praktijk.

Hoe ontstaat gedrag? Gedrag kan tot stand komen door factoren van buitenaf: de omgeving, of door factoren van binnenuit: de persoon zelf.

DE OMGEVING (EXTERNE FACTOREN)

Eén aspect van de externe factoren is de *sociale omgeving*: de mens en zijn medemens. De mens leeft met andere mensen samen, bijvoorbeeld in een gezin, op het werk, in een geloofsgemeenschap. Op een bepaalde manier zijn mensen van elkaar afhankelijk. De mens is een sociaal wezen dat contact zoekt met andere mensen. Hierbij ervaren we dat het gedrag van mensen wordt beïnvloed door andere mensen. Mensen leveren een bijdrage aan de leefbaarheid van hun sociale omgeving. Er wordt van hen verwacht dat algemeen aanvaarde en wettelijke regels worden nageleefd.

Een ander aspect is de *fysieke omgeving*: de dingen om de mens heen. De ruimte waarin iemand zich bevindt, bijvoorbeeld. Je kunt je voorstellen dat je ander gedrag vertoont wanneer je in een tandartsstoel zit, dan wanneer je in een sportzaal bent.

DE PERSOON ZELF (DE INTERNE FACTOREN)

Er zijn factoren vanuit de persoon zelf die het gedrag als het ware sturen. Denk bijvoorbeeld aan de *lichamelijke* mogelijkheden en beperkingen: lengte, gewicht, handicaps, ziekten, leeftijd en aan honger, dorst en hormonen. Als je je goed voelt, gedraag je je anders dan wanneer je ziek bent, of wanneer je door ouderdom bepaalde dingen niet meer kunt.

cognitie   Een ander aandachtsgebied is de cognitie: het kennen, denken, weten en onthouden. Als dit om een bepaalde reden minder goed functioneert, kun je je voorstellen dat dit het gedrag van mensen beïnvloedt.

Naast de lichamelijke en cognitieve aspecten, zijn er de *emoties*: woede, vreugde, angst, verdriet, schaamte (sommigen spreken van de vijf b's: boos, blij, bang, bedroefd en beschaamd). Onze emoties kunnen ons aanzetten tot actie (als je verliefd bent, geeft dat veel energie) en tot passiviteit (door angst niet meer kunnen bewegen). Daarmee beïnvloedt de emotie je gedrag.

Wanneer er sprake is van een externe of een interne factor, nemen we die waar. Je merkt bijvoorbeeld dat je honger hebt, of dat er iets in je omgeving gebeurt waarop je zou kunnen reageren.

Deze factoren veroorzaken prikkels die aanzetten tot gedrag. Niet alle prikkels leiden tot gedrag. Uit alle opgevangen prikkels worden alleen die prikkels geselecteerd die belangrijk zijn. Daarbij speelt *motivatie*   motivatie een rol: de bereidheid tot bepaald gedrag.

Casus
Anouk werkt in een apotheek. Een vrouw met een kinderwagen wil de apotheek binnenlopen. Het lukt haar niet de deur te openen en tegelijk de kinderwagen naar binnen te duwen.

Anouk ziet het en gaat door met haar werkzaamheden. Ze weet zeker dat een van de wachtende klanten de vrouw zal helpen. Haar collega Sjaan loopt snel naar de deur en houdt deze voor de vrouw open. De vrouw stapt binnen en glimlacht dankbaar naar Sjaan.

Hoe je omgaat met jezelf en anderen heeft alles te maken met gedrag. Je gedrag tegenover bijvoorbeeld je collega's of de patiënten is de uitkomst van een combinatie van socialisatie, ervaringen van hoe je met elkaar omging (interactie), de omgeving (situatie) en je eigen karakter.
We hebben al kunnen lezen dat motivatie nodig is om gedrag in te zetten. Na de motivatie volgt de keuze welk gedrag wordt ingezet. Het kan bijvoorbeeld gaan om het stillen van honger: eet je een zak chips leeg of kook je een voedzame maaltijd. In dit voorbeeld gaat het om eten nadat je hebt gemerkt dat je honger hebt. Maar keuzen maken we de hele dag op verschillende niveaus. Je kunt kiezen voor links- of rechtsaf slaan, maar ook voor stappen die je moet zetten om in de toekomst een leuke baan te vinden.
Het is belangrijk dat je je eigen loopbaan kunt sturen. Daarbij is het van belang dat iemand voor zichzelf weet welke waarden en motieven er voor hem of haar toe doen. Leren over normen en waarden heeft enerzijds tot doel dat je je bewust wordt van de invloed daarvan op gedrag, anderzijds maakt het je bewust van je eigen gedrag en door welke normen en waarden jij je laat bepalen. En als je kiest voor bepaald gedrag, zoals Anouk uit de casus, welke motieven spelen daarbij dan een rol?
Wat zou een motivatie kunnen zijn om assistent te worden? In hoeverre sluit dat aan bij voor jou belangrijke waarden? En als daarin keuzen worden gemaakt, welke stappen zijn dan noodzakelijk om een assistent te kunnen worden die voldoet aan je eigen normen en waarden? Dit zijn belangrijke vragen die je bewust kunnen maken van keuzen. En wat het effect van deze keuzen is.

1.4 Levensloop en levensfase

Mensen verschillen in hun gedrag. Ieder mens heeft door eigen ervaring en opvoeding bepaalde gedragingen die bij hem of haar zijn gaan horen. In de loop van de tijd verandert je leeftijd en sociale positie. Dit heeft invloed op je gedrag en je gaat je dus anders gedragen.

Toch verschillen we onderling ook weer niet zo heel veel in gedrag. Dat heeft onder andere te maken met leeftijd en levensloop. De meeste mensen kennen dezelfde fasen in hun leven als leeftijdsgenoten, hoewel ieder daarmee op een eigen wijze omgaat. Al die verschillende gedragingen vragen om een assistent die op maat kan reageren. Het leven van een mens kun je grofweg verdelen in vier levensfasen. We onderscheiden:

levensfasen
- kinderen;
- jongeren;
- volwassenen;
- ouderen.

In de verschillende levensfasen (ofwel: de ontwikkelingsfasen) kunnen we bepaalde kenmerken onderscheiden. Wat gebeurt er lichamelijk en wat gebeurt er op emotioneel gebied? Het gaat bij de ontwikkelingsfasen allereerst om gedrag. In elke fase is een aantal kenmerken te onderscheiden die richting geven aan dit gedrag. De wetenschappelijke kennis over dit gedrag wordt geleverd door de psychologie.

ontwikkeling
Binnen de psychologie houdt de ontwikkelingspsychologie zich bezig met het kind en zijn ontwikkeling tot volwassene. Ontwikkelen kun je beschouwen als duurzaam veranderen; dat gebeurt door groeien, leren en rijpen. We maken bij de ontwikkeling onderscheid in:
- lichamelijke ontwikkeling;
- verstandelijke ontwikkeling;
- sociale ontwikkeling;
- seksuele ontwikkeling.

In de subparagrafen hierna behandelen we achtereenvolgens de levensfasen van kinderen, jongeren, volwassenen en ouderen.

1.4.1 Kinderen

Jean Piaget, een psycholoog uit Zwitserland, heeft een belangrijke bijdrage geleverd aan de ontwikkeling van de kinderpsychologie. Hij heeft de verstandelijke ontwikkeling van kinderen in verschillende leeftijdsperioden onderzocht.

kenmerken Over peuters zegt Piaget dat zij nog geen verband zien tussen oorzaak en gevolg. (Bijvoorbeeld: een prik in je arm veroorzaakt de pijn die je daarna voelt.) Een ander kenmerk in deze levensfase is dat het kind zich concentreert op het meest opvallende aspect in zijn omgeving. Andere aspecten worden niet waargenomen. (Bijvoorbeeld: het kind ziet de boor van de tandarts in de mond van zijn moeder, maar niet een kleurplaat die klaarligt.)
Kinderen rond zes jaar zijn wel in staat om de samenhang van situaties te zien. Dit leidt tot inzicht in wat er gebeurt als je iets doet. (Bijvoorbeeld: als je je gebit slecht verzorgt, kunnen er gaatjes in je kiezen komen en zal de tandarts deze moeten vullen.) Ook laten zij zich minder snel afleiden dan peuters en kleuters.
Een ander kenmerk van de ontwikkeling van kinderen is de koppigheidsfase in de peuterperiode, de fase rond het derde levensjaar. De peuter wil graag alles zelf doen, verzet zich tegen de wil van anderen en kan opstandig reageren. Het kind ontwikkelt zijn eigen wil en is aan het ontdekken op welke wijze anderen hierop reageren.
Op deze leeftijd proberen de meeste ouders hun kind zindelijk te laten worden. Bij de zindelijkheidstraining zijn tact, geduld en regelmaat van belang.
In de beroepspraktijk zijn tact en geduld eveneens belangrijk bij de omgang met kinderen in de koppigheidsfase.

Tips Tips voor de omgang:
- Als een kind iets per se niet wil, leidt het dan af of stel iets anders voor wat wel kan.
- Laat het kind dingen zelf doen, ook al kost dit meer tijd.
- Wees consequent en duidelijk in situaties waarin gehoorzaamheid wordt verlangd.
- Laat het kind wennen aan de situatie waarin het verkeert.
- Bereid het kind voor op wat komen gaat.

kindvriendelijke benadering

Een kindvriendelijke benadering houdt in dat je weet in welke ontwikkelingsfase het kind verkeert, over welke (on)mogelijkheden het kind beschikt en hoe je daarop inspeelt.

Je kunt veel bereiken als je weet op welke wijze je kunt aansluiten bij de belevings- en ervaringswereld van het kind. Een kleuter heeft een rijke fantasiewereld, waarbij fantasie en werkelijkheid nog wel eens door elkaar kunnen lopen. In de fantasie van het kind is alles mogelijk. Redenen waarom kinderen fantaseren:
- om zichzelf gerust te stellen;
- om een oplossing te vinden voor een onbegrijpelijke vraag;
- om een onmogelijke wens toch een beetje te vervullen;
- om een emotioneel probleem te verwerken;
- als versterking van het eigen ik-gevoel.

Er zijn verschillende middelen om kinderen te begeleiden in de praktijk. Soms moeten kinderen iets doen, soms moet je iets verduidelijken. Het is in ieder geval belangrijk om op gelijke hoogte met het kind te communiceren, in begrijpelijke kindertaal uitleg te geven. Vervolgens zoek je per kind naar het juiste middel, omdat:
- ieder kind anders is;
- het kind zich in verschillende situaties steeds anders kan gedragen;
- elk kind anders reageert op het middel dat je aandraagt.

opvoedingsmiddelen

De opvoedingsmiddelen die je kunt hanteren zijn: een voorbeeld stellen, aanmoedigen, afspraken maken waaraan een kind zich moet houden, belonen of straffen. In een praktijk kun je bijvoorbeeld de medische handeling die je bij het kind gaat verrichten, eerst bij de pop doen die het kind bij zich heeft. Als het kind de handeling zelf heeft ondergaan, kun je het een cadeautje laten uitkiezen. Je hebt dan gebruikgemaakt van een voorbeeld en een beloning.

OPVALLENDE GEDRAGINGEN

Sommige kinderen vertonen ander gedrag dan je volgens de normale ontwikkelingsgang zou verwachten. We noemen dit ook wel opvallende gedragingen.

Hyperactiviteit

Hyperactieve kinderen kenmerken zich doordat zij snel afgeleid zijn, door een onvermogen zich te concentreren, ongedurigheid, rusteloosheid en motorische onrust. Deze kinderen zijn vaak onhandig, gooien dingen om, bewegen zich ongericht en doelloos, rennen rond en praten dikwijls onsamenhangend.
Door alles wat beweegt, door elk geluid worden ze afgeleid en aangezet om ook te bewegen of geluid te produceren. De omgeving is al snel verleidelijk voor het kind. Voorwerpen als tassen, stoelen, folders en dergelijke worden als verlengstukken gezien van de handen en op hun mogelijkheden getest. Dingen gebruiken waarvoor ze zijn, komt voor dit kind op de tweede plaats. Dingen gebruiken en ervaren welke mogelijkheden ze bieden, lijken op de eerste plaats te komen. In het gezin en op school vragen deze kinderen veel aandacht en geduld. Er is onderzocht op welke wijze medicijngebruik deze kinderen kan helpen.

Tips Tips voor de omgang:
- Een consequente aanpak is gewenst.
- Blijf geduldig.
- Probeer zo veel mogelijk afleidende zaken in de omgeving weg te halen. (Bijvoorbeeld een ventilator die ronddraait aan het plafond. Een radio die aanstaat. Een telefoon die gaat of mensen die steeds binnenkomen.) Een drukke, veelkleurige en veelbewegende omgeving versterkt de hyperactiviteit.

Angst

Kinderen vertonen vaak angsten. Je kunt angsten onderverdelen in reële angsten en irreële angsten. Reële angst: als er gevaar dreigt, is het verklaarbaar dat er angst in het spel is. Dit gevaar kan onheil zijn dat het kind ervaart, maar ook straf. Bij irreële angst is er geen direct aanwijsbare oorzaak voor de angst. De angst speelt zich af in de fantasie van het kind.
Als het kind in een gezin opgroeit waar ouders kinderen een schuldgevoel aanpraten, kan het kind zich niet veilig voelen en hierdoor angstig, agressief, maar ook geremd gedrag gaan vertonen.
Angst kan ook door voorbeeldgedrag ontstaan: als het kind de

angst ziet en voelt die de ouders hebben voor bijvoorbeeld onweer, is het heel waarschijnlijk dat het kind deze angst overneemt en zich ook angstig voelt als het onweert. Zo zijn veel kinderen bang voor de tandarts door de manier waarop er thuis over de tandarts wordt gepraat. En de straat wordt voor hen onveiliger door wat hun kleine oortjes horen…

Tips Tips voor de omgang:
- Leg duidelijk uit wat er gaat gebeuren.
- Je kunt het kind zelf een handeling laten verrichten die hij daarna zelf moet ondergaan.
- Laat, indien mogelijk, een vertrouwd persoon bij het kind blijven.
- Probeer erachter te komen waarvoor het kind bang is. Als het een irreële angst is, kun je door uitleg deze angst misschien wat verminderen.
- Een goede voorbereiding op een behandeling is ook belangrijk: in het ziekenhuis zijn bijvoorbeeld voorlichtingsochtenden voor kinderen bij wie de amandelen worden verwijderd. De kinderen zien in een filmpje wat er gebeurt, in welk bed ze wakker worden en hoe de dokter eruitziet.

Agressiviteit

Een agressief kind komt in opstand tegen alles wat hem voor de voeten komt en kan hier letterlijk en figuurlijk tegenaan schoppen. Agressie kan worden gezien als een uiting van ongenoegen bij het kind. Het is belangrijk om te achterhalen waar deze gevoelens van ongenoegen vandaan komen. Het kan gaan om angst, gebrek aan aandacht, het gevoel van onveiligheid of het gevoel erbij te willen horen. Agressie kan een gedragsvorm zijn waarmee kinderen aangeven erbij te willen horen.

Tips Tips voor de omgang:
- Afleiding kan een manier zijn om met de situatie om te gaan.
- Geef grenzen aan wat wel en wat niet kan in de gegeven situatie.
- Probeer vriendelijk te blijven en consequent in je aanpak.
- Probeer erachter te komen of de uiting van agressie te maken heeft met de behandeling die het kind te wachten staat.

1.4.2 Jongeren

De levensfase van jongeren kan worden onderverdeeld in de puberteit, dit is van 12-16 jaar en de fase van jonge volwassenheid, dit is van 17-20 jaar. Deze laatste wordt ook wel adolescentie genoemd.

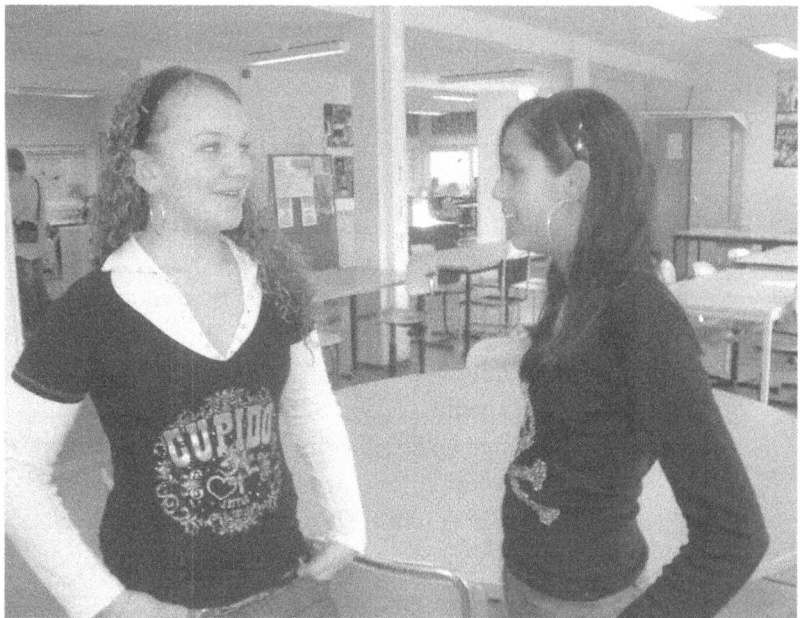

Figuur 1.1
Een stel pubers.

In de puberteit vinden grote veranderingen plaats, zowel lichamelijk als psychisch. De lichamelijke veranderingen in de puberteitsperiode beginnen voor meisjes één à twee jaar eerder dan voor jongens.
Ze groeien en dit kost veel energie. Dat kan zich bij de pubers uiten in vermoeidheid en sneller geprikkeld zijn. Ook de seksuele ontwikkeling speelt een rol. Deze ontwikkeling brengt gevoelens mee van onwetendheid, verwarring, schaamte, angst of nieuwsgierigheid. De eerste menstruatie bij meisjes en de eerste zaadlozing bij jongens betekent niet dat ze daarmee ook geslachtsrijp zijn: dit duurt gemiddeld nog anderhalf jaar. De groei in de lengte van het lichaam is niet de enige gestaltverandering die pubers ondergaan. Bij meisjes ontstaat er breedtegroei bij de heupen en bij jongens breedtegroei bij de schouders. Er vindt ook een andere verdeling

gestalteverandering

plaats bij meisjes, waardoor bij het meisje de typisch vrouwelijke rondingen zichtbaar worden.

Veranderingen geven aan jongeren soms het gevoel dat ze de ontwikkeling van hun lichaam niet onder controle hebben.

psychische ver- Er treden ook psychische veranderingen op. Daarbij gaat het om
anderingen het ontwikkelen van een eigen identiteit. De puber wil ervaren hoe het is om een eigen wil te ontwikkelen en hierbij grenzen tegen te komen. De aangeleerde normen en waarden worden getoetst aan wat de puber er zelf van vindt. Dat kan leiden tot botsingen met opvoeders. De invloed die ouders hebben neemt steeds verder af. Ze krijgen het gevoel dat ze geen greep meer hebben op hun kinderen en de jongeren voelen zich onbegrepen. De jongere vraagt steeds meer zelfstandigheid, maar heeft hierbij nog wel degelijk ondersteuning van ouders nodig. Als de puber het gevoel heeft meer vrijheid te krijgen, zullen de conflicten met ouders minder voorkomen.

In de puberteit is contact met leeftijdgenoten van groot belang. Pubers trekken met elkaar op en sommige groepen veroorzaken graag met elkaar rumoer (wat kan overgaan in vandalisme). Pubers verwachten trouw, eerlijkheid en steun van elkaar als ze het moeilijk hebben. Het niet-begrepen worden door de ouders wordt opgevangen door vrienden en vriendinnen. De vriendschappen spelen zich meestal af met dezelfde sekse. Zulke vriendschappen dragen bij aan het bepalen van de identiteit van de puber.

Afwijkingen van de ideale normen zijn vaak een bron van ergernis waar de jongere onder gebukt kan gaan. Ogenschijnlijk onbelangrijke details zijn jongeren veelal een doorn in het oog. Het niet kunnen voldoen aan de ideale afmetingen die jongeren worden voorgeschoteld op televisie of jeugdbladen, kan vervelende gevolgen hebben, zoals het ontwikkelen van een negatief zelfbeeld of grote onzekerheid.

Als de puber de leeftijd van adolescent bereikt (rond de zeventien jaar) spelen de contacten tussen ouders en kinderen zich meer af op gelijk niveau. Het zelfvertrouwen van de adolescent is toegenomen en dit leidt tot gedrag waarbij de adolescent zich meer richt naar de omgeving, zich meer aanpast. De grotere mate van zelfstandigheid van de adolescent blijkt onder andere uit het loslaten van thuis en het aangaan van vastere relaties, naast het werken aan een eigen carrière. Ondanks het meer aanpassende gedrag, is de adolescentiefase vaak een woelige periode. De voorgaande ontwikkelingsfasen hebben als het ware een basis gelegd voor deze fase.

Tips

Tips voor de omgang:
- Neem jongeren serieus, ongeacht welke vraag ze stellen of met welk probleem ze komen.
- Stel ze gerust bij een onzekere houding.
- Wees jezelf: echtheid wordt zeer gewaardeerd.
- Geef duidelijke informatie; de jongere kan dan zelf het effect van een bepaalde behandeling, van medicijngebruik of een ingreep overzien.

PROBLEEMGEDRAG BIJ JONGEREN

Hierna bespreken we drie vormen van probleemgedrag bij jongeren. Je kunt er zelf vast verschillende aan toevoegen en op internet meer informatie vinden. De eerste twee problemen zijn typisch medische problemen waarmee met name de DA-er en de AA'er te maken kunnen krijgen in de beroepspraktijk. Over het laatste onderwerp kun je ook in het katern *Maatschappijleer* meer vinden.

Eetstoornissen: anorexia en boulimia nervosa

De aanvaarding van het eigen lichaam, hoe je eruitziet, kan een probleem zijn voor jongeren. Dit probleem uit zich in extreem gewichtsverlies door het niet meer willen eten of te weinig eten: anorexia nervosa. De gedachten van deze jongere worden uitsluitend door eten of niet meer eten in beslag genomen: het is een obsessie geworden. Anorexia komt méér voor bij meisjes dan bij jongens. Boulimia nervosa is een eetstoornis waarbij de jongere last heeft van 'vreetbuien'. Ook bij deze jongere worden de gedachten beheerst door eten.

mogelijke oorzaken

Een aantal mogelijke oorzaken voor deze eetproblemen:
- verzet tegen de normen waaraan je als vrouw/man moet voldoen;
- angst voor de eisen die de samenleving aan de vrouw stelt;
- karakterstructuur van de jongere: gevoelig en kwetsbaar;

- bijzondere gebeurtenis: bijvoorbeeld overlijden, examen, verbroken relatie;
- lichamelijke oorzaak: hormonale factoren.

Depressiviteit

Onder jongeren komt depressiviteit voor. De toestand waarin de jongere leeft, ervaart hij dan als uitzichtloos. Er is een gevoel van onmacht om tot iets te komen. Soms blijft de jongere steken in klaaggedrag. Er kunnen dwanggedachten zijn, die om één bepaalde inhoud draaien. Het kan gaan om gedachten als: 'er zijn dingen mis' of 'het is mijn eigen schuld'.

De jongere die depressief is, uit zich somber en neerslachtig. Dit is anders dan de neerslachtigheid die je kunt voelen bij het verlies van iemand van wie je hield. Je kunt je dan verslagen en verlamd voelen door verdriet, maar na verloop van tijd kom je dit verdriet weer te boven. Je hebt weer grip op de situatie. Bij een depressie lukt dit laatste niet.

Er kunnen verschillende redenen voor de depressie zijn: angst voor de toekomst, een verbroken relatie, zorgen om lichamelijk welzijn, het gevoel het niet aan te kunnen. Er kan een directe aanleiding zijn voor de depressie, het kan ook in iemands karakter zitten.

De depressie kan een zodanige vorm aannemen, dat het verlangen sterk wordt om uit deze situatie verlost te zijn. De jongere gaat dan denken aan de dood.

Tips Tips voor de omgang:
- Zeg niet dat het allemaal wel mee zal vallen.
- Verwijs de jongere naar een huisarts.

Afwijkend gedrag

Er zijn jongeren die onmaatschappelijk gedrag vertonen. Dit gedrag wijkt af van het normale gedrag. Normaal gedrag is gedrag waarvoor we normen met elkaar hebben afgesproken, vaak ook onuitgesproken, en waarvan we denken dat iedereen ze kent (impliciet). Agressie, vandalisme, drank- en drugsmisbruik kunnen onmaatschappelijk gedrag veroorzaken. De normen en waarden van het individu en de maatschappij bepalen wat als afwijkend gedrag wordt gezien. Ook kunnen waarden per tijd verschillen. Zo vinden wij tegenwoordig in onze stadse samenleving wildplassen en voordringen ook een vorm van onmaatschappelijk gedrag. 'Asociaal', roepen mensen dan.

Alcoholgebruik en vandalisme zijn van alle tijden en plaatsen. Ze kunnen ontwrichtend zijn voor de omgeving en het individu. Maar ze hebben ook een functie: vandalisme kan een uitlaatklep zijn voor onderliggende problemen waarmee iemand geen raad weet. De vandaal neemt als het ware wraak op de in zijn ogen onrechtvaardige situatie. Bij ruziemaken, vandalisme of criminaliteit zijn vooral de omgevingsfactoren (gepest worden, geen of juist slechte vrienden hebben, geen nuttige dagbesteding hebben enz.) van belang. Jongeren vertonen vaker dit soort gedrag. De delicten waarvoor jongeren met de politie in aanraking komen, zijn ernstiger van karakter geworden (diefstal met geweld, bedreiging of mishandeling). Bovendien betreft het vaker jongere verdachten: in de leeftijd van 12 tot 18 jaar. Belangrijk bij onmaatschappelijk gedrag is de aanwezigheid van (weggestopte of openbare) agressie. In hoofdstuk 4 van dit katern lees je meer over de omgang met conflictsituaties en agressie.

Tips Tips voor de omgang:
– Benoem de emotie van de ander en vertel erbij wat het effect is van dit gedrag. (Ik zie dat je hartstikke boos bent, maar als je zo doorgaat met schreeuwen, wil zo meteen niemand je meer helpen.)
– Zoek afleiding: koffie halen, iemand meenemen naar een andere ruimte, stoel aanbieden. Schreeuw niet terug, reageer zelf niet agressief, probeer rustig te blijven.
– Probeer te begrijpen waarom de jongere zo reageert, de aanleiding kan begrijpelijk zijn.
– Geef duidelijke grenzen aan en zorg voor je eigen veiligheid.

1.4.3 Volwassenen

Wanneer ben je volwassen? Een kenmerk van volwassenheid is onder andere dat je in staat bent beslissingen te nemen, op basis van een gezond zelfbeeld. Daarnaast kun je relaties aangaan en onderhouden en ben je in staat verantwoordelijkheid te nemen voor je eigen beslissingen.

keuze voor kinderen krijgen

Een belangrijke keuze in deze levensfase is die voor het krijgen van kinderen (in de volwassenheid meestal de belangrijkste gebeurtenis): van de vrouwen die in 1970 zijn geboren, zal naar verwachting 21% kinderloos blijven. Van nog jongere generaties zal dit zelfs een kwart zijn, volgens het Centraal Bureau voor de Statistiek. In veel gevallen gaat het om bewust gekozen kinderloosheid of om zodanig lang uitstel dat de kinderwens niet meer te realiseren is. In gezinnen waar wel kinderen worden geboren, zijn de kinderen vaak bewust gepland. Beide ouders voelen de verantwoordelijkheid voor de zorg en opvoeding van de kinderen. Ze kunnen dit echter niet altijd gelijkelijk verdelen. De keuze voor kinderen is de afgelopen dertig jaar anders geworden, juist omdat er ook op andere terreinen keuzen moeten worden gemaakt.

De taakverdeling tussen man en vrouw heeft zich ingrijpend gewijzigd. Een van de gevolgen is dat het gezin afhankelijk is geworden van kinderopvangmogelijkheden, school en andere instanties. Om aan alle taken en verplichtingen te voldoen heeft de vrouw in het gezin met kinderen vaak een grotere dobber dan de man. Dit kan leiden tot klachten, waarbij met name de vrouw aangeeft dat de combinatie van gezin, werk en carrière wel eens te veel kan zijn. Maar ook mannen stellen zich, vooral rond hun dertigste, allerlei vragen: welke richting ga ik op, is dit de beste relatie, wil ik minder werken? Uit onderzoek blijkt dat deze mannen hun gedrag vervolgens niet aanpassen: vrouwen met kinderen en een baan blijven meer in de huishouding doen dan hun partners.
Onze maatschappij stelt hoge eisen aan volwassenen. Daardoor hebben volwassenen hoge verwachtingen van zichzelf. Daaraan moet worden voldaan op het werk, hoe je in je relatie een 'goede' partner kunt zijn, wie je bent voor je vrienden en wat je plaats is in de samenleving.
Mensen in de vroege volwassenheid hebben vaak vele taken en daardoor grote verantwoordelijkheden, met als gevolg dat hun de tijd en energie ontbreekt om andere keuzen te onderzoeken.

PSYCHOSOCIALE PROBLEMEN

In de volwassenheid zorgen lichamelijke veranderingen niet voor al te grote problemen bij het functioneren. Met name de psychosociale problemen zijn van invloed op het lichamelijk functioneren. De psychosociale problemen beïnvloeden het gevoel van eigenwaarde dat de volwassene inmiddels heeft opgebouwd. Dit gevoel van eigenwaarde, ook wel identiteitsbesef, kan door allerlei omstandigheden worden ondergraven of versterkt. Het gaat er nu om dat de volwassene weet om te gaan met deze omstandigheden. Belangrijke (interne en externe) probleemveroorzakers zijn werk (werkloosheid of het vinden van een passende baan), echtscheiding (relatieproblematiek), leven tussen twee culturen, verhuizing, ziekte en (onverwerkte) rouw.

Midlifecrisis

Midlifecrisis is een overgangsperiode in het leven van de volwassene die een soort bezinning op zijn leven inhoudt. In deze overgangsperiode spelen de volgende vragen bijvoorbeeld een grote rol: 'Heb ik in mijn leven bereikt wat ik wilde bereiken?' 'Hoe geef ik mijn leven betekenis?' 'Wil ik dit leven blijven leiden zoals ik dat nu doe?' Er worden nieuwe keuzen gemaakt, er komen andere mogelijkheden om zich te ontplooien. Kenmerkend voor deze periode is de volwassene die zich bezint op het tot nu bereikte en dat hieruit een bepaalde mate van ontevredenheid kan voortkomen. Kan de volwassene de energie steken in nieuw te bewandelen wegen, dan komt de zin van het leven meer in zicht en kijkt hij anders tegen dingen aan. Deze verschillende crises openbaren zich bij diverse groepen meestal niet op dezelfde manier. Een 'dertigerdip' is van een ander karakter dan de vragen die een 55-jarige man zich stelt als hij voor zijn gevoel in zijn werk het hoogste heeft bereikt.

1.4.4 Ouderen

De ouderdom kenmerkt zich niet alleen door achteruitgang van allerlei lichamelijke maar ook van geestelijke vermogens. Enkele voorbeelden van ouderdomsverschijnselen:

ouderdomsverschijnselen

– het bewegen gaat moeizamer, omdat ook de gewrichten stijver worden;
– zintuigen zoals gehoor, gezicht en smaak gaan achteruit. Bij ernstig functieverlies kan dit aanleiding zijn voor het zich afsluiten/afgesloten worden van de omringende wereld, waardoor de oudere in een isolement raakt;
– verslapping en rimpelig worden van de huid, haren worden grijs.

Hoe de oudere deze lichamelijke achteruitgang ervaart, zal afhankelijk zijn van de waarde die hij hecht aan uiterlijk en een gezond lichaam. De lichamelijke achteruitgang kan betekenen dat de oudere afhankelijk wordt van de zorg van anderen.

Het sociale leven van de oudere is rustiger, omdat sociale contacten wegvallen. Het niet meer werken kan een aantal nadelige gevolgen hebben voor de oudere:
- vermindering van inkomsten: hierdoor kan er minder of geen geld zijn voor uitstapjes;
- vermindering van het aantal sociale contacten door wegvallen van het werk;
- vermindering van het gevoel van eigenwaarde.

Het gevaar bestaat dat ouderen vereenzamen wanneer zij onvoldoende contacten hebben. Zij kunnen zich nutteloos, buitengesloten en minderwaardig gaan voelen. Dit voedt het gevoel van eenzaamheid waarin de oudere verzeild raakt. Ook het verlies van de partner, vrienden en bekenden kan eenzaamheid veroorzaken.

Tips Tips voor de omgang:
- Geef niet te veel informatie in één keer.
- Spreek duidelijk, zeker als de oudere niet goed hoort.
- Vraag of je informatie op papier moet schrijven (zeker als de informatie onthouden moet worden).
- Houd rekening met het tijdstip waarop een afspraak gemaakt moet worden: 's morgens vroeg kan lastig zijn.
- Behandel de oudere als een volwassene. Vermijd betuttelend gedrag.

PROBLEMEN BIJ OUDEREN

Over de problemen bij ouderen, met name de medische problemen, krijg je in andere modulen meer informatie. Net als bij pubers en mensen in een overgangssituatie (zie hiervoor) kunnen ouderen zich sterk bezighouden met zingeving: Waarvoor hebben zij nu zoveel gepresteerd? Waarom liepen sommige zaken zo anders dan ze altijd hoopten? In de les kan hieraan meer aandacht gegeven worden. Hierna geven we kort enige informatie over een typisch ouderdomsprobleem: dementie.

Ouderen en dementie

Het begrip dementie kan omschreven worden als een achteruitgang van de geestelijke vermogens. Vergeetachtigheid is vaak een eerste signaal, maar niet iedereen die vergeetachtig is lijdt aan dementie. De meest bekende vorm van dementie is de ziekte van Alzheimer. Bij deze ziekte sterven hersencellen geleidelijk af. Van de ouderen boven de tachtig jaar lijdt 20% aan dementie. Dementie kan ook ontstaan door stoornissen in de bloedcirculatie. Door kleine hersenbloedingen of vaatafsluitingen (cerebro vasculair accident – CVA) ontstaat er een beschadiging van het hersenweefsel.

kenmerken

Kenmerken van dementie:
- achteruitgang van het kortetermijngeheugen: dingen die kortgeleden zijn gebeurd worden niet meer onthouden;
- desoriëntatie in tijd, plaats en persoon: de oudere heeft geen idee meer van tijd, waardoor het dagelijkse ritme zijn vanzelfsprekendheid verliest. Hij kan zich 's nachts gaan aankleden om op tijd naar zijn werk te gaan. Desoriëntatie in plaats houdt in dat de oudere niet meer weet waar hij is. Als de oudere gedesoriënteerd is in persoon herkent hij bijvoorbeeld de personen niet meer met wie hij een emotionele band heeft. De eigen partner wordt aangesproken met 'meneer' of 'mevrouw';
- decorumverlies: er wordt geen aandacht meer geschonken aan de persoonlijke verzorging en aan de gebruikelijke omgangsvormen. De oudere kan hierin 'ontremd' reageren. Haren worden niet meer gekamd en kleren niet meer gewassen. Soms gebruikt hij grove taal en vloekt;
- persoonlijkheidsveranderingen: bepaalde eigenschappen veranderen of worden juist versterkt. Iemand die vroeger heel rustig was, kan nu agressief reageren;
- beschuldigen van anderen: vooral het kwijtraken of missen van dingen schrijft de oudere toe aan anderen.

Ouderen en afasie

Afasie is een taalstoornis, veroorzaakt door een hersenbeschadiging, waardoor mensen niet meer gewoon kunnen spreken, gebaren, schrijven of lezen en niet meer (of slechts gedeeltelijk) kunnen begrijpen wat anderen zeggen. Afasie kan van de ene dag op de andere optreden. Bij afasie is er sprake van een beschadiging van het hersenweefsel veroorzaakt door een bloeding, een gezwel of een ongeval. Vaak is afasie het gevolg van een beroerte (CVA). Afasie is, behalve een halfzijdige verlamming, een van de hoofdverschijnselen van een CVA.

verschijnselen Verschijnselen van afasie:
- stoornissen in het begrijpen van de geschreven en gesproken taal. Deze mensen begrijpen niet wat je tegen hen zegt;
- stoornissen in het uiten van taal bij spreken en schrijven. Deze mensen hebben moeite met het vinden van de juiste woorden.

Tips Tips voor de omgang:
- Spreek niet over het hoofd heen van een patiënt met afasie.
- Behandel de patiënt als een volwassene en spreek hem ook als zodanig aan.
- Spreek rustig en duidelijk in korte zinnen.
- Schrijf, teken of beeld het woord uit als de patiënt de betekenis wel kan begrijpen.
- Heeft de patiënt veel moeite met het begrijpen en spreken, stel dan korte gesloten vragen.
- Probeer omgevingslawaai te vermijden, praat in een rustige omgeving.
- Verbeter de patiënt niet, het belangrijkste is dat je hem begrijpt.
- Laat de patiënt met afasie zelf spreken, ook al spreekt hij langzaam en zoekt hij naar woorden.

Praktijkvoorbeelden
Voorbeeld 1
Carla is 16 jaar. Ze heeft last van acne. Ze heeft zich voorgenomen om hiermee naar de huisarts te gaan, omdat ze zich schaamt voor haar uiterlijk. Ze wordt door klasgenoten gepest en ze merkt dat ze het steeds moeilijker vindt om naar gelegenheden te gaan waar haar leeftijdsgenoten ook zijn.
Ze belt naar de huisarts en krijgt de assistent aan de lijn. Carla zegt: 'Ik wilde een afspraak maken voor... nou ja, laat ook eigenlijk maar. Ik bedoel... nou, het klinkt wat raar, ... Ach laat ook maar.'

Voorbeeld 2
Meneer Blasbergen is 82 jaar. Hij is slecht ter been en wordt wat hardhorend. Hij komt bij de apotheek om nieuwe medicijnen te halen. Als deze medicijnen worden afgegeven, moet de patiënt informatie krijgen over het gebruik ervan. De assistent geeft de informatie in rap tempo, omdat het erg druk is in de apotheek. Ze vraagt of meneer Blasbergen het heeft begrepen. Hij kijkt haar wat glazig aan, zegt ja, neemt het doosje aan en schuifelt de apotheek uit.

Voorbeeld 3
Mohammed El Tzouk is 6 jaar en gaat voor het eerst naar de tandarts. De assistent vraagt of hij en z'n moeder willen binnenkomen. Mohammed ziet wit en verschuilt zich achter z'n moeder. De assistent wil Mohammed uitleggen wat er gaat gebeuren, maar Mohammed doet z'n handen voor z'n oren. De assistent probeert het nog een keer, maar weer luistert Mohammed niet. Dan pakt ze hem zachtjes bij z'n arm en probeert hem in de buurt van de stoel te krijgen. Op het moment dat ze Mohammed aanraakt, begint hij te schreeuwen en te huilen. Mohammed raakt volledig in paniek.

1.5 Groepen en groepsgedrag

Casus
In gezondheidscentrum De Florentine werken 21 mensen: 4 huisartsen, 7 doktersassistenten, 1 apotheker, 2 apothekersassistenten, 4 fysiotherapeuten, 2 baliemedewerksters en een directeur. Er heerst een prettige sfeer in het centrum en de medewerkers kunnen zowel tijdens het werk als erna goed met elkaar overweg. Binnen de groep is een aantal subgroepen: de assistenten trekken naar elkaar toe, evenals de huisartsen en de apotheker. Ook de fysiotherapeuten vormen een eigen groepje. Die subgroepen vallen vooral op tijdens de gezamenlijke lunch, maar als er een training is voor al het personeel van het gezondheidscentrum, valt die verdeling helemaal niet op.

Je bent een opleiding begonnen waarin je met een groep gaat samenwerken. De klas is een groep, elke verzameling van individuen is een groep, en ook binnen je klas zullen er weer groepen ontstaan. Heel begrijpelijk, want mensen zijn sociale wezens die elkaar nodig hebben. Een individu kan biologisch gezien niet zoveel, dat zie je aan onze eerste levensjaren: we hebben relatief veel tijd nodig voor we zonder moeder verder kunnen. Lid zijn van een stam of andere groep kan het individu veel opleveren. Werken met een groep kan je ook meer opleveren dan het alleen doen. Mensen zijn gevoelig voor groepsnormen en groepssfeer. We kijken in deze paragraaf naar de diverse groepen, groepsgedrag, rolgedrag, relaties en macht.

Praktijkvoorbeeld

Levert het werken in groepen altijd meer op? Vaak hoor je 'twee weten meer dan één'. Maar uit onderzoek blijkt dat groepen niet altijd een meerwaarde hebben. Ringelmann liet jongens touwtrekken en mat de kracht waarmee getrokken werd. Het bleek dat elke jongen alleen gemiddeld 63 kg trok. Op grond daarvan verwachtte Ringelmann dat twee jongens samen gemiddeld 126 kg zouden trekken. Dit was niet het geval: de jongens liepen er de kantjes vanaf. Het bleek dat hoe meer mensen aan een taak meededen, hoe minder trekkracht er ontstond, tenminste op basis van wat individueel te verwachten was. We noemen dit verschijnsel het Ringelmanneffect. Ander onderzoek liet onlangs zien dat brainstormsessies (samen je gedachten laten gaan en zo tot ideeën komen) minder opleveren dan wanneer je individueel over iets gaat 'filosoferen'.

1.5.1 Groepsindelingen

Er zijn diverse manieren om *groepen* in te delen. De meest gebruikte indeling is die waarbij gekeken wordt naar het gemeenschappelijk doel dat de leden ervan nastreven, de onderlinge communicatie, de normen en regels die gelden en de manier waarop beslissingen worden genomen. Enkele groepsindelingen:
– primaire en secundaire groepen;

- formele en informele groepen;
- homogene en heterogene groepen;
- in-group en out-group.

PRIMAIRE EN SECUNDAIRE GROEPEN

In de primaire groep is er een kleine afstand tussen de mensen die deel uitmaken van die groep. Er zijn directe contacten en ze weten van elkaar wat ze aan elkaar hebben, welke emoties en gevoelens er spelen; kortom, ze kennen elkaar goed. Vrienden/vriendinnen zijn voorbeelden van primaire groepen. Het gezin waarin je opgroeit is ook een voorbeeld van een primaire groep. In principe ben je onvervangbaar; je neemt een *unieke plaats* in.

In de vorige paragraaf hebben we gesproken over socialisatie. Het gezin, maar ook de vriendengroep vervullen een grote rol in het socialisatieproces, omdat ze een belangrijke rol spelen in de manier waarop je je ontwikkelt. In primaire groepen ligt het accent op het sociaal-emotionele vlak. Je kunt hier gerust jezelf zijn, je wordt geaccepteerd zoals je bent.

sociaal-emotionele vlak

Het accent ligt bij secundaire groepen niet op het sociaal-emotionele vlak maar op de taak die de groep heeft. De onderlinge afstand tussen de leden van de groep is groter. De wijze waarop je met elkaar omgaat, hangt nauw samen met de positie en de status die je hebt in deze groep. Wat je bent en wat je kunt telt veel meer dan wie je bent.

taak

FORMELE EN INFORMELE GROEPEN

afspraken en taakverdeling

In de formele groep liggen veel zaken vast: er gelden afspraken over de regels in de groep, de taakverdeling ligt vast en de manier waarop er besluiten worden genomen. Een polikliniek in het ziekenhuis is een voorbeeld van een formele groep. Deze groep staat niet op zichzelf: de polikliniek maakt deel uit van de grote ziekenhuisorganisatie en heeft te maken met allerlei besluiten en afspraken die in de totale ziekenhuisorganisatie gelden.

In een organisatie heeft een werknemer zich te houden aan algemeen aanvaarde regels en regels die in de branche gebruikelijk zijn. Wanneer je in een formele groep werkzaam bent, worden de regels je aan het begin van je loopbaan duidelijk gemaakt. Het kan gaan om het volgen van bepaalde procedures, maar ook om de wijze waarop je met cliënten of patiënten moet omgaan of om de kleding die je hoort aan te trekken.

Is er geen duidelijke taakomschrijving en gelden er geen strikte regels dan spreken we over een informele groep. Als lid van een informele groep hoef je je niet aan allerlei afspraken te houden en kun je omgaan met wie je wilt. Een vriendengroep is hiervan een voorbeeld. Binnen een arbeidsrelatie kun je ook informele contacten onderhouden; bijvoorbeeld met collega's tijdens een lunch, of met collega's van andere afdelingen. Het is belangrijk zelf verantwoordelijkheid te nemen voor je bijdrage aan een positieve werksfeer. Als je het bijvoorbeeld niet eens bent met de gang van zaken op het werk, is het beter hierover niet te zeuren of roddelen met collega's, maar dat je met elkaar een manier zoekt om de onvrede bespreekbaar te maken.

HOMOGENE EN HETEROGENE GROEPEN

In homogene groepen vind je één of meer aspecten of eigenschappen die overeenkomen, waarin de deelnemers van die groep niet van elkaar verschillen. Dat kan zijn de sekse, de leeftijd of een bepaald kenmerk. Een groep meisjes, een groep vijftigers of een patiëntengroep (diabeten) zijn voorbeelden van homogene groepen. Zijn er veel verschillen te zien in een groep dan spreken we van een heterogene groep. Voorbeelden: de inwoners van een stad, de bevolking van een land.

IN-GROUP EN OUT-GROUP

Elke groep kent het verschijnsel in-group en out-group. Dit is eigenlijk geen groepsindeling maar meer een mechanisme. In de in-group leeft heel sterk het *wij-gevoel*. De in-group schermt zich af van de wereld om hen heen door bijvoorbeeld de wijze van kleden en door gedragsregels. Het uniform is een mooi voorbeeld om het wij-gevoel te versterken. Dat het dragen ervan ook hygiënische redenen heeft wordt soms vergeten. Alle anderen die niet tot de in-group behoren worden buitengesloten en behoren daarmee tot de out-group de zij-groep. De onderlinge aantrekkingskracht van de leden in de in-group is groter als de dreiging van de anderen groter is. De omvang van de in-group kan klein zijn: een gezin bijvoorbeeld, maar het kan ook een grote mensenmassa zijn: een heel volk. De out-group bestaat dan uit iedereen die niet tot dat gezin of volk behoort.

> Praktijkvoorbeeld
> In gezondheidscentrum De Florentine werken de fysiotherapeuten nauw samen met de andere gebruikers van het centrum. Er wordt binnenkort een avond georganiseerd over zwaarlijvigheid en het belang van bewegen. Een van de fysiotherapeuten heeft een doktersassistent gevraagd een voorstel te maken wie voor deze avond een uitnodiging zouden moeten ontvangen. Ze vindt dit best een lastige opdracht. Er zijn jonge patiënten die belang bij deze informatie hebben, maar ook ouderen. Moeten die samen worden uitgenodigd of apart? En de diabetespatiënten, moeten die ook een uitnodiging ontvangen of is het handiger voor hen een aparte avond te organiseren?

1.5.2 Conformisme

Als je je conformeert, dan pas je je aan de regels en normen die in een groep gelden aan. Soms gelden daarvoor ongeschreven regels. Je kent deze regels doordat ze je zijn verteld of je hebt ze kunnen opmaken uit reacties van anderen. 'Zo zijn onze manieren', zou je kunnen zeggen of 'Dat doen we wel, of dat doen we niet'. Een vrij normale ongeschreven regel is dat je op tijd komt op afspraken. Als je samen met anderen een taak moet afmaken, dan is het prettig als je van elkaar weet wie wat doet en wie waarvoor verantwoordelijk is. Het is dan plezierig als iedereen zich aan de afspraken houdt, conform de regels, waardoor de taak op een prettige manier kan worden vervuld. Als je samen met een aantal klasgenoten een presentatie moet houden over bijvoorbeeld voeding en gezondheid, dan werkt het beter als er eenheid is in de groep en onderlinge saamhorigheid om deze klus te klaren. Als er een gevoel van saamhorigheid is blijkt dat veel groepsleden zich aanpassen aan wat anderen binnen zo'n groep zeggen.

Er is een aantal factoren aan te wijzen die zorgen dat leden van een groep zich aanpassen ofwel waarbij het conformistisch gedrag wordt versterkt:

conformistisch gedrag

- *de mate van verbondenheid van een groep.* Als een groep erg belangrijk voor je is, en je graag bij die groep wilt horen, stel je je loyaal op naar de leden van deze groep.
- *angst om afwijkend te zijn.* Als je een andere mening hebt dan de rest van de groep en je staat daarin ook nog alleen, dan moet je wel sterk in je schoenen staan om tegen de groepsmening en het groepsdenken in te gaan. Het is niet leuk als afwijkend te worden beschouwd.
- *onzekerheid over jouw standpunt.* Als je als eenling ergens anders over denkt dan de rest van de groep, is het moeilijk om jouw standpunt te blijven verdedigen. Als je inschat dat de anderen er meer van afweten dan jij, zul je sneller overstag gaan en je aanpassen aan de andere mening. Het zich aanpassen aan de groep kan worden belemmerd door de volgende twee oorzaken:
  · Als je heel sterk gehecht bent aan een bepaalde mening of overtuiging. Een bepaalde levensovertuiging kan je ervan weerhouden om je aan te passen aan de geldende mening. Voorbeeld: het niet laten inenten van kinderen omdat dit ingaat tegen je geloofsovertuiging en je groepsnormen.
  · Als mensen hun mening anoniem kunnen geven, blijkt dat ze de groepsdruk beter kunnen weerstaan: ze blijven vaker bij het eigen standpunt. Een anonieme reactie geeft meer verschillende meningen dan wanneer duidelijk wordt wie welke mening heeft.

Uit verder onderzoek blijkt dat groepen met een hoge onderlinge betrokkenheid (gevoel van saamhorigheid, cohesie) én met groepsleden die de taak belangrijk vinden, een neutraliserende werking hebben op afwijkende meningen in de groep. In dergelijke groepen is de druk groot om de afwijkende mening te veranderen. Doe je dit niet, dan mijden en negeren de groepsleden na verloop van tijd de non-conformistische persoon, de dissident. Dat dit in de praktijk voorkomt lees je in de casus hierna.

Casus

In de apotheek van apotheker Klaassen ligt veel nadruk op efficiënt werken. Anja is een prima assistent. Ze vindt dat de nadruk op efficiënt werken niet ten koste mag gaan van de aandacht voor cliënten. Ze geeft meer aandacht aan de cliënten dan haar collega's: ze praat langer aan de balie, informeert naar zaken die haar collega's niet willen horen. Die willen juist doen wat hun werkgever heeft gezegd. Langzaamaan beginnen de verschillen te irriteren, de anderen willen dat Anja zich aanpast. Er is een werkoverleg nodig.

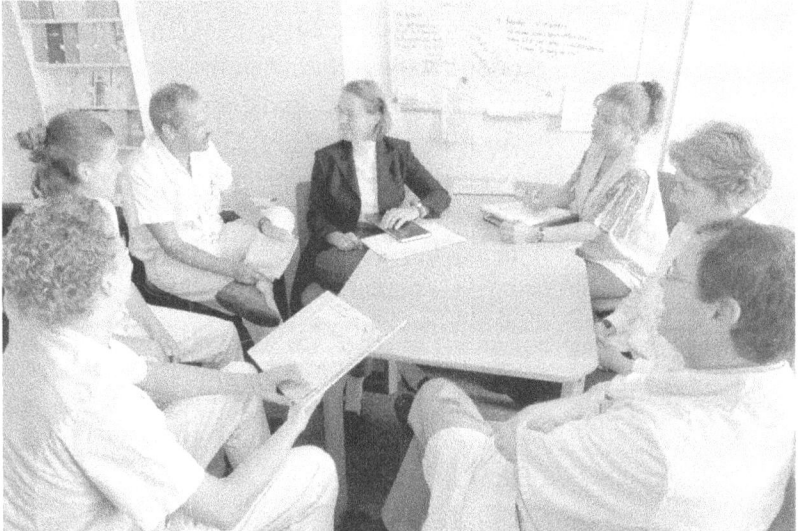

Figuur 1.2
Een groep, met leiders en volgers.

We hebben al gelezen dat je je aanpast aan de regels en normen die in een groep gelden. Dat kan gaan om formele of informele regels. Wanneer iedereen zich aan de afspraken houdt, kan een taak op een prettige manier worden vervuld. Je kunt echter ook een situatie tegenkomen dat je werkzaamheden moet uitvoeren waarvoor je geen verantwoordelijkheid kunt of wilt dragen. In het hiervoor genoemde voorbeeld is efficiënt werken belangrijk. Anja merkte dat haar collega's het belangrijker vonden hoeveel cliënten ze in een half uur hadden geholpen, dan dat de cliënten tevreden de deur uitgingen met informatie die ze hadden begrepen. Anja protesteerde hiertegen. Het ging tegen een belangrijke waarde van haar in: ze wilde aandacht hebben voor de mens die tegenover haar stond. Toen dit bespreekbaar werd gemaakt in het werkoverleg, erkende de apotheker dat hij het eigenlijk met Anja eens was. Nu is efficiëntie niet meer het hoogst haalbare doel in de apotheek, maar tevredenheid van de cliënten. Blijf nadenken of je op een ethische en integere manier kunt handelen vanuit je eigen normen en waarden.

> Casus
> Klas 2B is een moeilijke klas, volgens het docententeam. De onderlinge individuele verschillen zijn groot en de groep is uitermate druk. De onrust ontstaat door de verschillen in capaciteit en de drukte, maar ook door groepsvorming. De tien instromers (met een havo-diploma) trekken vaak afzonderlijk van de rest op. Enkele goede en minder goed presterende leerlingen zitten altijd bij elkaar, praten veel in de klas en reageren als groep op anderen. Het gevoel van twee meisjes (de zittenblijvers) wordt vaak door de hele groep van vijf of zes vriendinnen overgenomen. Als die twee blij zijn wordt de groep enthousiast, als beiden humeurig zijn, dan wordt de groep negatief. Deze groep kan zich, op initiatief van deze twee, erg afzetten tegen de rest van de klas.

1.6 Rollen, rolgedrag en relaties

Als je tot een bepaalde groep behoort, wordt er van je verwacht dat je je op een bepaalde manier gedraagt. In die groep gelden regels en daar heb je je als groepslid aan te houden. De regels zijn er voor alle groepsleden. Het kan zijn dat je in een groep een bepaalde *positie* hebt. Dat is de plaats die iemand in de maatschappij of in een groep inneemt in verhouding tot anderen. Dan gelden er andere, aangepaste regels. Voorbeeld: jij bent de leider van een groep. Er wordt dan een bepaald soort *gedrag* van jou verwacht: je geeft bijvoorbeeld aan welke resultaten moeten worden behaald of je neemt de verantwoordelijkheid als iets niet goed loopt. Jouw rol als leider bepaalt voor een deel het gedrag in je team.

rol   Onder rol verstaan we datgene wat jij in een bepaalde positie moet doen en laten.
In de gezondheidszorg wordt jouw positie verbonden met je beroep of functie als assistent. Patiënten hebben bepaalde verwachtingen van een assistent en daar hoort een bepaald soort gedrag bij. Bijvoorbeeld dat je geduldig bent en antwoord kunt geven op eenvoudige medische vragen. Dit geheel van verwachtingen noemen we ook wel het verwachtingspatroon. Dat verwachtingspatroon kan ook slaan op het uiterlijk: je moet als assistent op een bepaalde wijze gekleed zijn.

rolpatroon   Deze verwachtingen zijn gericht op wat nodig is om je rol te vervullen. Je vertoont in een rolpatroon een aantal gedragingen die bij die specifieke rol horen en die in dezelfde situaties hetzelfde zullen zijn. Sommige rollen en posities hangen nauw met elkaar samen en vullen elkaar aan. Dat zijn de zogeheten complementaire rollen; docent-leerling, arts-assistent, verpleger-patiënt, chauffeur-passagier enzovoort.

rolconflict   Als iemand verschillende gedragingen laat zien en verschillende rollen vervult, spreken we van een rolconflict. Dat schept vaak veel verwarring voor beide partijen. Soms is het niet te scheiden: als je als kind op een school zit waar ook je vader werkt, lopen de rollen door elkaar.

> **Praktijkvoorbeeld**
> De psycholoog Zimbardo voerde in 1973 een realistisch experiment uit. Hij richtte een gevangenis in en huurde mannelijke studenten in die respectievelijk 'gevangene' en 'bewaker' moesten spelen. Ze kregen deze rol niet op basis van hun persoonlijkheid. Wat bleek? De gevangenen werden steeds negatiever, hadden steeds meer kritiek op zichzelf en de omstandigheden. Nog voor de week om was moest de helft worden vrijgelaten, omdat ze ook steeds meer pathologische reacties kregen: huilbuien, hoofdpijn, depressies. De bewakers namen de vrijheid om zich als bewaker te gedragen erg serieus: ze

scholden veel en er werden ook veel bevelen gegeven. Dit gedrag nam gedurende de week steeds sterker toe. Een van de bewakers sloot zelfs een gevangene in eenzame opsluiting op en vertelde hierover niets aan de onderzoekers: hij vond dat de gevangenen te zacht werden behandeld. Het experiment moest uiteindelijk worden afgebroken, omdat mensen zich te veel met de hun opgelegde rol identificeerden!

1.6.1 Rollen in de groep

Sommige rollen kun je kiezen, bijvoorbeeld aanvoerder van een sportteam, en sommige rollen krijg je opgelegd. Het gedrag dat bij die rol past wordt van je verwacht. Voorbeelden: van een meisje kan ander gedrag worden verwacht dan van een jongen (sekseverwachtingen). Naar een 65-plusser die gaat skaten wordt wat vreemd gekeken (leeftijdsverwachtingen). Ouders vervullen een rol in de opvoeding: ze geven het goede voorbeeld en leren zo hun kinderen om hun aandeel in de samenleving op zich te nemen. Ook in een groep nemen mensen posities en rollen in. Je hebt vaak meelopers en initiatiefnemers. Sommigen zijn altijd de clown, de gangmaker, de tijdbewaker, de klager, de luilak of de zondebok.

Casus
In een tandartsenpraktijk in Utrecht zoekt men een nieuwe tandartsassistent. De tandarts heeft een gesprek met zijn assistenten gehad om te horen wat voor soort collega ze willen. Daaruit blijkt dat er behoefte is aan een man of een vrouw die initiatief kan nemen, goed kan samenwerken en goed met kinderen kan omgaan. Er wordt ook besloten dat een van de assistenten samen met de tandarts de sollicitatiegesprekken zal gaan voeren, zodat er een kandidaat wordt geselecteerd die in de praktijk past.

CONTROLEERBARE SITUATIES

Binnen groepen is een aantal structuren aanwezig. Elke situatie heeft bepaalde eigenschappen die haar min of meer controleerbaar maken. Welke eigenschappen moet een controleerbare situatie op de werkvloer met een groep collega's hebben? Hier zijn drie elementen van belang:
1 De relatie tussen de leider en de groep is vertrouwelijk en positief.
2 De opdracht is gestructureerd: iedereen van de groep weet wat zijn taak is.
3 De leider kan gebruikmaken van straf en beloning. Dat kan zich bijvoorbeeld uiten in een extra dag vrij, salarisverhoging of een promotie.

leiderschapsstijl

Als een situatie *erg veel of erg weinig* controleerbaar is, heeft een *opdrachtgerichte* stijl van leidinggeven veel kans op succes. Bijvoorbeeld een tandarts die tijdens de behandeling van een patiënt aan de assistent zegt wat van hem of haar verwacht wordt.

Als een situatie *niet veel en niet weinig* controleerbaar is, zal juist een *relatiegerichte* leiderschapsstijl scoren. Bijvoorbeeld, op een opleiding waar gewerkt wordt met zelfsturend leren, zal de docent gericht zijn op de contacten met de leerlingen, om te horen hoe ze met de leerstof omgaan.

Praktijkvoorbeelden

In de huisartspraktijk van dokter Hoogendoorn is het vaak moeilijk om een afspraak te maken. De assistent Haycer probeert zo veel mogelijk volgens een afsprakensysteem te werken. Dokter Hoogendoorn echter vindt dat hij moet helpen wanneer een patiënt een beroep op hem doet. Haycer vindt dit lastig werken. Ze heeft het al een paar keer aangekaart, maar telkens hetzelfde antwoord gekregen. Ze denkt vaak: 'Ik zou het veel fijner vinden als hij de leiding op zich nam en de patiënten duidelijk maakte hoe afspraken gemaakt moeten worden.'

In de apotheek van Karels werken vijf assistenten onder leiding van de tweede apotheker Bert. Deze wil iedereen te vriend houden en steekt veel tijd in overleg, ook over kleine zaken. Daarom komt hij weinig toe aan z'n controlerende taken. Gelukkig neemt Sara, de oudste assistent, vaak informeel de leiding op zich en stuurt ze onervaren collega's wat bij.

1.6.2 Ongelijkwaardige relaties

Je hele leven bestaat uit het aangaan, onderhouden en afbouwen van relaties. Dat begint zodra je bent geboren: het eerste contact met je moeder/vader is het begin van een relatie. Zoals je begrijpt is de wijze waarop een relatie begint in iedere situatie anders: je gaat met een klasgenoot anders om, je hebt met hem of haar een andere relatie dan met je ouders of met je familie. Ook met je vrienden onderhoud je een relatie. En er is tevens sprake van een relatie tussen jou als werknemer en je werkgever (bijvoorbeeld tussen Haycer en dokter Hoogendoorn uit het praktijkvoorbeeld).

De relatie die jij hebt met de patiënt/cliënt is een ongelijkwaardige relatie. De ene partij heeft meer macht, staat sterker dan de andere partij. Een aantal aspecten geeft inhoud aan deze ongelijkwaardigheid.

aspecten van ongelijkwaardigheid

– *Onomkeerbaarheid*. Jij wordt als assistent gevraagd om hulp, jij biedt jouw deskundigheid aan de patiënt. Dat kan niet worden omgedraaid. Hiermee moet je terdege rekening houden als je ervaringen en gevoelens van patiënten aanhoort. Jij deelt je ervaringen en gevoelens in veel mindere mate dan de patiënt/cliënt. En als je het doet, moet het passen in de beroepshouding van de assistent, binnen je verantwoordelijkheden.

– *Afhankelijkheid tegenover onafhankelijkheid*. De patiënt/cliënt is afhankelijk van jouw zorg en deskundigheid. Hij verwacht dat je zorgvuldig omgaat met de informatie en het vertrouwen. De patiënt verwacht steun en begrip. Vergeet niet dat deze afhankelijkheid in het gedrag van de patiënt/cliënt tot uiting kan komen. Hij kan bijvoorbeeld veeleisend, onredelijk of claimend zijn.

– *Geslotenheid tegenover openheid*. De patiënt/cliënt uit zijn ervaringen en gevoelens wel; jij doet dat selectief omdat dat in die situatie past. Jij hebt een beroepsmatige relatie met de patiënt. De openheid van de patiënt is nodig om te weten te komen wat er aan de

hand is, welke behoeften en wensen er leven. Er is sprake van een eenzijdige openheid. Als jij als assistent te open bent, verstoort dat de beroepsmatige relatie met de patiënt.
- *Macht tegenover onmacht.* In de relatie met de patiënt ben jij degene die meer macht heeft. Dat blijkt uit het feit dat jij bepaalde beslissingen kunt nemen (of je iemand wel of geen afspraak geeft bijvoorbeeld). Daarnaast moet de patiënt betalen voor de hulp die jij biedt. De macht die jij over de patiënt kunt uitoefenen komt voort uit het feit dat jij bent aangesteld als assistent in een praktijk of apotheek, je deskundigheid en vakkennis bezit en je de patiënt ter wille kunt zijn of juist niet.

1.7 Tot slot: omgaan met macht

Hoe je met macht omgaat is afhankelijk van de situatie. Het heeft ook te maken met je verhouding, relatie tot de ander. Met meer macht heb je ook meer verantwoordelijkheid om goed met die macht om te gaan. Macht krijg je, maar gezag verdien je!

Je kunt *macht positief gebruiken* in het belang van de relatie en in het belang van de ander. Jij kunt de situatie overzien, de patiënt beschermen omdat je meer kennis van zaken hebt. Als een patiënt vraagt om een herhaling van het recept en je weigert dit omdat de patiënt eerst naar de huisarts moet voor een diagnose, bescherm je de patiënt.

Als je macht gebruikt om er zelf beter van te worden, in je eigen voordeel, dan spreken we van *machtsmisbruik*. De macht wordt negatief gebruikt: je laat patiënten lang wachten om zelf een langere koffie- of theepauze te hebben. Patiënten kunnen niet meer op het spreekuur komen, omdat jij eerder weg wilt. Tot machtsmisbruik hoort ook:
- weinig rekening houden met de privacy van de patiënt;
- patiënten betuttelen: patiënten de mogelijkheid ontnemen om zelf te beslissen;
- patiënten die je lastig vindt minder goed helpen;
- onzorgvuldig handelen bij intimiteiten.

conclusie Tijdens het socialisatieproces word je gevormd. Je leert normen en waarden – dit is aangeleerd gedrag. Deze worden een deel van je persoonlijkheid. Daarnaast is er aangeboren gedrag. Je toont gedrag als je gemotiveerd bent op een interne of externe prikkel te reageren. In je gedrag laat je je voor een deel leiden door dit aangeboren en aangeleerde gedrag, maar ook door karaktereigenschappen die specifiek voor een individu zijn.

In elke levensfase valt specifiek gedrag te signaleren. Als assistent is je benadering per persoon verschillend en pas je je gedrag aan als de situatie daarom vraagt.

Groepsnormen zijn belangrijk bij je socialisatie en het uiten van je gedrag. Je kunt je conformeren aan de groepsnorm of je ertegen afzetten. In een groep zijn rollen verdeeld en worden posities bepaald. De (leer)groep op school kun je goed gebruiken om je te oefenen in een functionele rol of om te ervaren welke positie jij inneemt in een groep.

Of een groep presteert hangt deels af van de rolverdeling en de sfeer in de groep. Op de juiste manier leidinggeven draagt zeker bij aan het resultaat. Inzicht in de processen die zich binnen en buiten je afspelen is belangrijk om te begrijpen waarom je iets doet. Gedrag is immers niet altijd zo vanzelfsprekend of bewust. Maar over je motivatie en over elk van je gedragingen kun je (leren) communiceren!

samenvatting

Gedrag ontstaat tijdens het socialisatieproces, al bij de jonge baby. De omgeving speelt hierin een rol; deze wordt onderverdeeld in sociale omgeving en fysieke omgeving. Daarnaast spelen factoren van de persoon zelf een rol, namelijk: lichamelijke mogelijkheden en beperkingen, gevoelens, gedachten en karaktereigenschappen. In de omgang met de patiënt kan rekening worden gehouden met specifieke kenmerken die samenhangen met de levensfase waarin een patiënt zich bevindt. We onderscheiden de volgende (kunstmatige) levensfasen: kinderen, jongeren, volwassenen en ouderen. Elke fase kent zijn eigen fysieke veranderingen, emotionele ervaringen en probleemgedrag. Ten slotte is er nog onmaatschappelijk gedrag. Hiermee wordt gedrag bedoeld dat afwijkt van de gangbare normen. Onmaatschappelijk gedrag kan worden veroorzaakt door misbruik van drank of drugs. Een andere oorzaak is agressie, waarbij er een directe of indirecte aanleiding kan zijn. Vandalisme is een herkenbare vorm van onmaatschappelijk gedrag.

Tijdens je leven maak je deel uit van diverse groepen. Mensen vormen groepen om een bepaald doel te bereiken. Groepen kunnen worden ingedeeld volgens bepaalde kenmerken. Er zijn veel indelingen mogelijk. Individuen passen zich gemakkelijk aan, we noemen dat conformisme. In groepen, maar ook in de samenleving als geheel, vervullen mensen diverse rollen. Bij de invulling van deze rollen ontstaan vaak patronen die herkenbaar zijn, er kunnen ook conflicten tussen rollen ontstaan. Groepen kunnen nauwelijks zonder leiders, dat zie je ook op school: de docent heeft een (bege)leidende rol. We zagen globaal twee vormen van leiderschap: opdracht- en relatiegericht. In de omgang met andere mensen ben je voortdurend bezig om relaties aan te gaan, te onderhouden en weer af te bouwen. De formele relatie met je toekomstige patiënt/cliënt is een ongelijkwaardige relatie.

Literatuur

Gergen KJ, Gergen MM. Social psychology. New York: Springer-Verlag, 1986.
Jager H de, Mok AL. Grondbeginselen der sociologie. Houten: Educatieve Partners Nederland, 1999.
Kohnstamm R. Kleine ontwikkelingspsychologie. Deel I – Het jonge kind. Houten: Bohn Stafleu Van Loghum, 2002.
Oomkes FR. Training als beroep, deel 2. Amsterdam/Meppel: Boom, 1995.
Reedijk JS. Psychiatrie. Lochem-Gent: Uitgeversmaatschappij De Tijdstroom, 1986.
Rowan J. De macht van de groep. Alphen aan den Rijn/Brussel, 1979.
Wilke HAM. Inleiding in sociaal-psychologische theorieën. Alphen aan den Rijn/Brussel: Samsom, 1984.

2 Professioneel omgaan met cliënten

leerdoelen

Aan het eind van dit hoofdstuk weet je:
van de grondhouding:
- wat een grondhouding is
- hoe een grondhouding wordt gevormd
- welke aspecten bij een grondhouding horen

van de beroepshouding:
- wat een beroepshouding is
- hoe je respect kunt tonen voor de patiënt/cliënt in de beroepssituatie
- hoe je een werk- vertrouwensrelatie kunt aangaan
- hoe je met een gepaste grondhouding kunt omgaan met patiënten en cliënten in de beroepssituatie
- hoe je aan je eigen grond- en beroepshouding kunt werken.

Casus

Marjanne heeft een ongeluk gehad toen ze 7 jaar was. Ze heeft in die periode in het ziekenhuis gelegen. Wat ze zich herinnert van die tijd, is haar fascinatie voor het werk van de verpleging en de medicatie. Hoe nauwgezet deze werd rondgebracht, de verschillende kleuren pillen, het innemen van de medicijnen met een heel klein bekertje. De fascinatie voor medicijnen is nooit meer weggegaan. Ze heeft er zelfs haar beroep van gemaakt, want Marjanne is apothekersassistent geworden. In haar werk is ook zij heel precies met medicijnen bezig. Ze is geduldig, zorgvuldig en aandachtig. Dat moet ook, want als ze medicijnen meegeeft aan een cliënt of een patiënt, moeten dat wel de juiste medicijnen zijn, in de goede hoeveelheid en dosering. Bovendien is het belangrijk om goed te horen wat de cliënten zeggen, omdat dat van invloed kan zijn op het advies dat ze geeft.

2.1 Inleiding

In je leven maak je steeds keuzen. Een belangrijke keuze is die voor een opleiding tot een bepaald beroep. Als je bijvoorbeeld technisch bent aangelegd, ligt het voor de hand een opleiding te kiezen gericht op het uitoefenen van een technisch beroep. Als je verzorgen leuk vindt en graag met mensen omgaat, kan een beroep in de gezondheidszorg interessant zijn; maar ook in de horeca, als je daarnaast geïnteresseerd bent in het klaarmaken en/of opdienen van eten en drinken.

Behalve vaardigheden en kennis is je houding in een bepaald beroep van belang. Waar je in het ene vak zeer klantvriendelijk moet kunnen zijn, is dat in een ander vak niet van belang, omdat je niet met klanten te maken krijgt. Bepaalde aspecten uit je houding zullen maken dat je je aangetrokken voelt tot het ene beroep en per se niet tot het andere beroep. Die aspecten heb je van nature. Andere zul je voor een beroep moeten ontwikkelen.

Dit hoofdstuk begint met kijken naar de basis van de beroepshouding voor de assistent: de grondhouding. Vervolgens gaan we verder met de beroepshouding. De hierna beschreven aspecten van de grondhouding en beroepshouding, geven je een beeld van wat er van je verwacht wordt als assistent. Je hebt daarmee een houvast om te kunnen reflecteren. In de loop van deze opleiding zal steeds duidelijker worden wat je precies moet kunnen als assistent en welke houding geschikt is. Wellicht heb je al veel kwaliteiten en is het goed ze te herkennen. Misschien mis je kwaliteiten en is het goed deze te ontwikkelen.

2.2 Grondhouding en attitude

> **Casus**
> In een gesprek tussen stagebegeleider Annelies en de assistent van haar stageadres, blijkt dat Jenny veel werk verzet. Ze zet zich ook erg in om deze stageperiode goed af te sluiten. Toch meent de assistent van haar stageadres dat Jenny zich best vaak laat leiden door haar eerste gevoelens: ze flapt er dan spontaan wat uit. Jenny vindt dat een blijk van openheid en

> vertrouwen. Annelies merkt op dat haar grondhouding wel echt is, maar dat een beroepshouding weer iets anders is: sommige mensen schrikken van een flapuit in situaties waar vrienden je accepteren. Samen concluderen ze dat Jenny de komende weken aan dit punt gaat werken.

grondhouding Grondhouding is de manier waarop je je gedraagt in bepaalde situaties ten opzichte van personen of gebeurtenissen.
We noemen je grondhouding een attitude. Een attitude bestaat uit wat je weet (kennis), wat je voelt (emotie) en wat je zult doen (handelen). Je kunt deze drie elementen ook het verstandelijke element, het gevoelselement en het gedragselement van een attitude noemen. Bijvoorbeeld: je attitude tegenover abortus heeft te maken met wat je erover weet (wat is het, de verschillende methoden, wanneer mag het), wat je erbij voelt (afkeuring of sympathie) en wat je zult doen als je werkelijk in een situatie met abortus wordt geconfronteerd. De attitude van een persoon blijkt dan uit de manier waarop hij of zij zich gedraagt.

attitude Je attitude wordt gevormd door:
1 karaktereigenschappen;
2 de wijze waarop je bent opgevoed;
3 de invloed van anderen;
4 opdoen van kennis;
5 (levens)ervaring.

We geven een korte toelichting op de hiervoor genoemde aspecten van attitude.
1 Wanneer je van nature geduldig bent, zal dat van invloed zijn op je attitude. Je benadert dat wat zich aandient vanuit die geduldige karaktereigenschap. Wanneer je nieuwsgierig bent, kijk je vanuit deze eigenschap om je heen.
2 Het kan in de opvoeding gaan om vaardigheden. Als je geleerd hebt sociaal om te gaan met de mensen om je heen, zal dit een deel van je grondhouding worden. Het kan ook gaan om de wijze waarop je opvoeders je benaderd hebben. Als je gestimuleerd wordt steeds nieuwe uitdagingen aan te gaan, zul je dit snel oppakken. Wanneer je steeds wordt gezegd dat je moet uitkijken en

dat er allerlei gevaren zijn, zal dit een deel van je grondhouding worden.
3 Naast de invloed van ouders hebben mensen met wie je omgaat invloed op de vorming van je attitude. Je kunt van huis uit iets geleerd hebben wat je vrienden anders doen. Dit kan je stimuleren het voortaan ook anders te doen. Of je hoort een mening waarin je je kunt vinden. Niet alleen mensen met wie je omgaat hebben invloed op je. Ook via de media worden we beïnvloed door anderen, denk maar aan de mening van politici in kranten en op tv; of door de teksten van popsterren op de radio of op cd; of door het lezen van boeken.
4 Door kennis te vergaren kun je je mening leren vormen. Dit kan een studie zijn, maar ook het lezen van een krant of een boek, het volgen van een discussiebijeenkomst of informatie zoeken op internet. Hoe meer je over een onderwerp weet, hoe beter je je eigen houding ten opzichte van dat onderwerp kunt bepalen.
5 Door de ervaringen in je leven, wordt je houding ook bepaald. Negatieve gebeurtenissen kunnen je negatief beïnvloeden. Positieve gebeurtenissen kunnen je positief beïnvloeden. Het kan om eenvoudige gebeurtenissen gaan: bijvoorbeeld voor het eerst op vakantie zonder je ouders. Maar het kan ook om ernstiger gebeurtenissen gaan: een ervaring bij een familielid met abortus of euthanasie.

2.2.1 Aspecten van de grondhouding

Een aantal aspecten speelt een belangrijke rol in de ontwikkeling van een goede grondhouding.
Het gaat om:
1 luisteren;
2 belangstelling tonen;
3 respect tonen;
4 empathie;
5 distantie bewaren;
6 acceptatie;
7 echtheid.

We geven weer een korte toelichting.

LUISTEREN

We kunnen luisteren naar elkaar, maar horen we dan ook echt wat de ander wil zeggen? Hoe vaak zijn we niet bezig met het verhaal dat zich in ons eigen hoofd afspeelt? Vergelijk het maar met het willen vertellen over je vakantie. Je hebt net drie zinnen gezegd, of je vriendin vult je verhaal aan met een eigen ervaring.
Als het om het luisteren in de grondhouding gaat, bedoelen we dat je écht luistert. Echt luisteren doe je met al je zintuigen: je oren horen de woorden, je ogen zien de houding van de ander, je voelt wat het verhaal van de ander je doet. Als je al die informatie tijdens het gesprek tot je kunt laten doordringen, dan luister je echt.

Casus
Mevrouw Lidemij is bang voor de prik die ze krijgt van de tandarts. Ze zegt dit tegen de tandarts. Die schudt zijn hoofd, maakt een afwerend gebaar en zegt: 'Nou mevrouw Lidemij, het is een prikje van niks. Kijk eens wat een klein naaldje, het is zo voorbij.' De assistent heeft in de toon waarop mevrouw Lidemij sprak iets van paniek gehoord. Ze kijkt naar mevrouw en ziet wat zweetdruppeltje op de bovenlip staan. Ze pakt de hand van mevrouw Lidemij en zegt: 'Volgens mij vindt u het echt heel eng.' Mevrouw Lidemij knikt bevestigend. De assistent vraagt de tandarts of voor de behandeling de prik noodzakelijk is. Dit blijkt niet zo te zijn en samen met mevrouw Lidemij wordt besloten de prik achterwege te laten. Hoewel de behandeling voor mevrouw Lidemij niet prettig was, was het beter dan die ene prik.

BELANGSTELLING

geïnteresseerd zijn

Je kunt luisteren als je belangstelling voor de ander hebt. Belangstelling heeft te maken met geïnteresseerd zijn in de ander. Nieuwsgierig zijn waarom iemand zich gedraagt zoals hij zich gedraagt. Waarom bepaalde emoties plaatsvinden. Of waarom mensen van arts veranderen. Of waarom iemand z'n hart even bij je wil

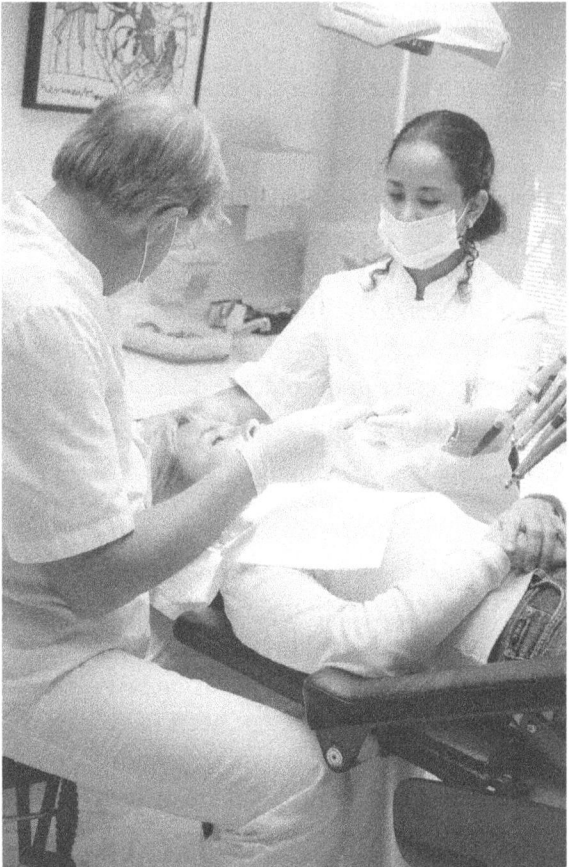

Figuur 2.1
Echt luisteren naar de patiënt die behandeld wordt.

luchten. We weten uit eigen ervaring hoe prettig het is als iemand belangstelling voor je toont. Omgekeerd geldt dat dus ook: het is fijn als jij belangstelling toont voor een ander.

Casus

Mevrouw De Jong komt elke week medicijnen halen. Steeds weer andere. Ze doet dit sinds haar man een half jaar geleden is overleden. Als dit gedrag jou opvalt, zou je haar kunnen vragen waarvoor ze de tabletten nodig heeft. Het kan heel goed zijn dat ze deze tabletten elke week ophaalt om een 'uitje' te hebben. Sinds ze alleen is, vindt ze het moeilijk om haar dag te vullen.

RESPECT

Respect tonen. Hier hoef je eigenlijk niets meer of minder voor te doen dan de ander in zijn of haar waarde te laten. Hoewel het hier heel simpel geformuleerd staat, is dat in de praktijk moeilijk. Je hebt je eigen normen en waarden. Wanneer die afwijken van de normen en waarden van anderen, is het lastig steeds respect voor de ander op te brengen. Een voorbeeld is het omgaan met je eigen lichaam. Als je jezelf goed verzorgt, gezond eet, genoeg beweegt en bewust niet rookt kan het moeilijk zijn respect op te brengen voor iemand die op totaal andere wijze met zijn of haar lijf omgaat. Sommige zieke mensen verdienen respect door de manier waarop ze met hun ziekte omgaan. Hun mening over het leven kun je respecteren, juist door hun eigen (ziekte)geschiedenis en huidige situatie. Maar respect gaat verder dan respect voor een mening of het toekennen van respect vanwege bepaalde goede eigenschappen of status. Respect toon je in je houding.

> **Praktijkvoorbeeld**
> Onlangs stierf in Nijmegen een 66-jarige vrouw. Zij was een kleine dertig jaar door reuma bedlegerig. Zij wilde thuis verzorgd worden en niet in een verpleeghuis. Voor haar was zelfstandigheid een waarde waarvoor zij veel ongemak voor lief nam. Voor degenen die haar ontmoetten was deze vrouw niet alleen een levenskunstenares, zij kon ook de helpers doen vergeten dat zij zo hulpbehoevend was. Zij ontsteeg haar omstandigheden door wat zij haar helpers – in de loop der jaren enige honderdtallen – wist te geven. Velen kregen groot respect voor haar.
>
> Bron: J. Munnichs e.a. (1995)

Iemands mening respecteren is weer wat anders. Dat kun je doen zonder zelf die mening ook te hebben. Maar je geeft blijk van je openheid door ruimte te geven aan die bepaalde mening. Dat betekent niet dat je het met die persoon eens moet zijn.
Respect is een basisbegrip in de grondhouding voor de AG'er. Voor respect hoef je je niet te schamen, en uit respect hoef je niet alles te

accepteren. Een brutale mond in de apotheek hoef je niet te accepteren, maar je praat erover met respect: je laat de ander in zijn waarde, en je vraagt respect voor jouw plaats en jouw mening.

EMPATHIE

Volgens de omschrijving betekent empathisch 'invoelend'. Empathische mensen kunnen gemakkelijk de gevoelens, emoties en situaties van anderen invoelen. Empathie betekent niet jezelf aan de kant zetten en niets voelen. Je hebt begrip en gevoel voor iemand vanuit zijn of haar situatie, juist door te voelen. Je bent begaan, maar gaat niet 'mee-lijden'. Je toont begrip voor de gevoelens en gedachten van de ander en je laat dat merken.

DISTANTIE

Wanneer het gaat over het bewaren van de distantie, wordt bedoeld dat je gepaste afstand houdt. Eigenlijk sluit het aan bij het niet 'mee-lijden' dat hiervoor beschreven staat onder empathie. Het verdriet van de ander is niet jouw verdriet. De ziekte of het probleem van de ander is niet jouw probleem. Dus is het belangrijk dat wat bij een ander hoort, ook bij een ander te kunnen laten. Maar je blijft wel betrokken bij de ander. Als je te veel mee lijdt, kun je niet meer goed functioneren. Je wordt overmand door de emotie of zit zo in het probleem, dat je handelen erdoor wordt beïnvloed. Wat te denken van iemand moeten hechten, terwijl je bijna flauwvalt bij het idee dat je een naald in iemands huid gaat prikken? Wanneer je deze afstand te groot maakt, word je afstandelijk. Ook dat is niet de bedoeling. Wanneer je te afstandelijk bent, zal de ander aanvoelen dat je moeilijk te bereiken bent. Iemand die moeilijk te bereiken is, vraag je minder snel om hulp.

> **Casus**
> Fadoua heeft in het begin van het jaar haar vader verloren. Hij was al lange tijd ziek. Soms overvalt het verdriet over haar vader haar ineens. De cliënten die in de apotheek komen, vindt ze dan zeurpieten. Wat stellen hun klachten nou voor in vergelijking met haar zieke vader die enorm veel pijn heeft gehad? Haar collega's merken het altijd meteen als Fadoua

> weer verdrietig is. Ze horen dat ze kortaf tegen cliënten praat en de hele dag chagrijnig is. Haar leidinggevende zorgt dat Fadoua die dagen niet te veel met cliënten in contact hoeft te zijn en laat haar wat administratief werk doen. Fadoua is hier blij om. Ze vindt het rot dat ze op die dagen zo vervelend is, maar op het moment kan ze niet anders. Het zal wel slijten als ze verder in het rouwproces is.

ACCEPTATIE

openstaan naar de ander

Acceptatie is: zonder voorwaarden de ander nemen zoals die is. Je legt je vooroordelen opzij. Je eigen meningen of opinies doen er (even) niet toe. In de acceptatie van de ander sta je zo veel mogelijk open voor zijn of haar vragen, gevoelens en behoeften. Acceptatie is dat deel van je houding dat openstaat naar de ander, vrij van de eerste beoordeling. Acceptatie laat de ander in zijn waarde zoals die (op dat moment) is.
Acceptatie gaat dus dieper en verder dan iets accepteren, iets toestaan. Acceptatie is een vorm van openheid van jezelf naar anderen. Het is een deel van je houding, en niet alleen een vorm van gedrag.

ECHTHEID

Het echt kunnen zijn is een van de moeilijkste houdingsaspecten. Er wordt mee bedoeld dat je in contacten met anderen wezenlijk jezelf durft te zijn en je niet laat beïnvloeden door anderen om je anders te gedragen dan je in werkelijkheid bent. Tot echtheid behoort ook het zeggen van zaken die je bezighouden, hoe je werkelijk over iets denkt. Echt zijn is zo belangrijk, omdat een ander aanvoelt of je iets meent of niet. Dat is op te maken uit de non-verbale boodschappen die je uitzendt. Iemand voelt de eventuele onoprechtheid en dit roept wantrouwen op. Wat je non-verbaal uit, valt dan niet samen met wat je zegt, je woorden komen niet met je daden overeen. Echtheid levert eenheid op tussen wat je voelt, wat je zegt en hoe je je gedraagt.

> **Casus**
> Een groep jongeren hangt rond op een speelplek. Ze roken, schreeuwen tegen elkaar en ze bekladden de speeltoestellen met graffiti. Joerie is één van hen. Hij vindt het stom wat zijn vrienden met de speeltoestellen doen en probeert ze tegen te houden. Dat heeft weinig effect. Dan gaat hij bovenop de glijbaan staan en schreeuwt allerlei verwensingen. Zijn vrienden kijken op. Joerie belooft een zak chips te kopen als ze nu met hun poten van de toestellen afblijven. Het lukt. Joerie koopt chips en als ze de chips eten zegt hij dat zijn zusje van 4 hier graag komt. Hij vindt het rot voor haar als het er zo lelijk uitziet. Omdat hij zo oprecht is in zijn verontwaardiging, nemen zijn vrienden hem serieus en beloven geen graffiti meer te spuiten.

Echtheid wordt in onze samenleving als een belangrijke waarde gezien. Veel mensen willen 'echt zijn', vallen voor één of andere vorm van echtheid. Wat je ook vindt of gelooft, als het maar echt is, typisch voor jou, authentiek. 'Het hoort bij jou' of 'het past jou', zegt men dan.

2.3 Beroepshouding

professionele houding

Je grondhouding of attitude is van invloed op je beroepshouding. Een beroepshouding is een professionele houding, waarin je datgene kunt doen wat de situatie vraagt of wat een persoon nodig heeft. Soms heb je al veel bagage om een goede assistent te worden, door een goed ontwikkelde grondhouding. Wanneer je de aspecten die horen bij de grondhouding terugleest, zul je merken dat het om houdingsaspecten gaat die je als assistent voortdurend nodig hebt. Dus als je iemand bent die niet goed kan luisteren, of als je iemand bent die voortdurend oordeelt en een ander niet in zijn of haar waarde kan laten, valt er nog wel het een en ander te ontwikkelen. Er is een belangrijk verschil tussen je houding thuis en je houding op je werk. Als je je thuis niet (altijd) invoelend gedraagt, dan kan

dat in een aantal gevallen wel. Wanneer dat op je werk gebeurt, kan er een situatie ontstaan die voor een cliënt niet prettig is.
We verdelen de aspecten van een goede beroepshouding in:
- het tonen van respect voor de patiënt/cliënt en anderen;
- het aangaan van een werk-/vertrouwensrelatie;
- omgaan met patiënt/cliënt met een gepaste houding binnen de beroepssituatie.

aspecten beroepshouding

In de paragrafen 2.4 tot en met 2.6 gaan we hierop in. Hiermee gericht oefenen of anderen om feedback vragen hoe je overkomt, kan van grote waarde zijn bij je ontwikkeling tot assistent.

2.4 Het tonen van respect voor de patiënt/cliënt en anderen

In de paragraaf over grondhouding staat al het een en ander over respect beschreven: de ander in zijn of haar waarde te laten. Wanneer je de ander in zijn waarde laat, toon je dat in de manier waarop je een ander behandelt. Je probeert vanuit het gezichtspunt van de ander te kijken, als de ander iets doet of zegt wat je niet begrijpt of raar vindt. Of wat je zelf nooit zou doen. Waarom doet iemand dat? Vanzelfsprekend gaat het daarbij niet om grensoverschrijdend gedrag, zoals onbeleefdheid of intimidatie. Behandel een ander zoals je zelf behandeld zou willen worden. Wanneer je respectvol met een ander omgaat, zal dat blijken uit de verbale en non-verbale communicatie. Als je zegt: ik heb begrip voor uw boosheid, maar je kijkt minachtend, dan meen je het niet. Hoewel je beleefd praat, toon je geen respect.

Het tonen van respect uit zich door het volgende in acht te nemen:
1 In het contact met patiënten en cliënten maak je geen onderscheid in opleiding, sekse, culturele achtergrond, leeftijd of welke baan iemand heeft. Iedereen is gelijk en iedereen heeft recht op dezelfde kwaliteit van behandeling in de gezondheidszorg. Daarbij is ook iedereen uniek. Je gaat anders om met een bejaarde man dan met een onzekere puber. In ieder geval zal uit de wijze waarop je de ander benadert je respect blijken.

geen onderscheid maken

respect voor leefstijl

2 Je toont respect voor iemands leefstijl met betrekking tot:
- wensen en gewoonten;

> **Praktijkvoorbeelden**
> Mevrouw Hoogendijk is patiënt bij tandartspraktijk Den Oever. Ze is 52 jaar. Elke keer als ze voor controle bij de tandarts komt, wil ze voor ze in de behandelstoel gaat zitten eerst haar tanden poetsen.
>
> Meneer Van Loon komt regelmatig in de apotheek. Hij wil per se niet dat aan de balie informatie of instructies over de medicatie wordt gegeven. Hij wil daarvoor naar een kamer waarvan de deur dicht kan. Pas dan staat hij open voor de informatie.

- normen en waarden;

> **Praktijkvoorbeelden**
> Esther Kaagman houdt een streng macrobiotische leefwijze aan. Ze weigert medicijnen te slikken. Ze gelooft in de eigen kracht van haar lijf. Als ze ziek is, houdt ze een vastenkuur van tien dagen.
>
> Robbert Romkema eet gezond, sport één keer per week en rookt vijf sigaretten per dag. Dat is niet veel zegt hij, dat moet kunnen.

- levensbeschouwing en cultuur;

> **Praktijkvoorbeelden**
> Saraya Amini is opgeroepen voor het laten maken van een uitstrijkje. Als blijkt dat een mannelijke arts dit uitstrijkje wil maken, weigert ze. Ze wil dit alleen laten doen door een vrouw.

> Chantal Gerwers is assistent. Ze begroet patiënten door ze een hand te geven bij binnenkomst. Als meneer Abdel Ami binnenkomt, weigert hij een hand te geven. Inmiddels weet Chantal dit en begroet meneer Ami alleen mondeling.

- emoties en gevoelens;

> **Praktijkvoorbeeld**
> Tineke Besaris vindt het bezoek aan de tandarts verschrikkelijk. Ze jammert en klaagt voortdurend. Toen de tandarts een gaatje moest boren, heeft ze hard geschreeuwd. De assistent merkt dat het niet goed mogelijk is contact te krijgen met Tineke als ze zo angstig is. Pas als de behandeling voorbij is, kun je weer een gesprek met Tineke voeren.

- niet kunnen of willen uiten:

> **Praktijkvoorbeeld**
> Mohammed Bhoussari is asielzoeker. Hij heeft fysieke klachten, waaronder hoofdpijn en slapeloosheid. Zijn arts denkt dat de fysieke klachten te maken hebben met niet-verwerkte gebeurtenissen uit de tijd dat hij in Afghanistan woonde. Erover praten lukt niet, want Mohammed gaat het onderwerp steevast uit de weg.

2.5 Het aangaan van een werk-/vertrouwensrelatie

verantwoordelijkheid

Belangrijk in het aangaan van een werkrelatie is het nemen van de verantwoordelijkheid voor mensen die een beroep doen op jouw deskundigheid. En het nemen van verantwoordelijkheid voor je omgang met je collega's. Zodra iemand om jouw hulp vraagt, ben

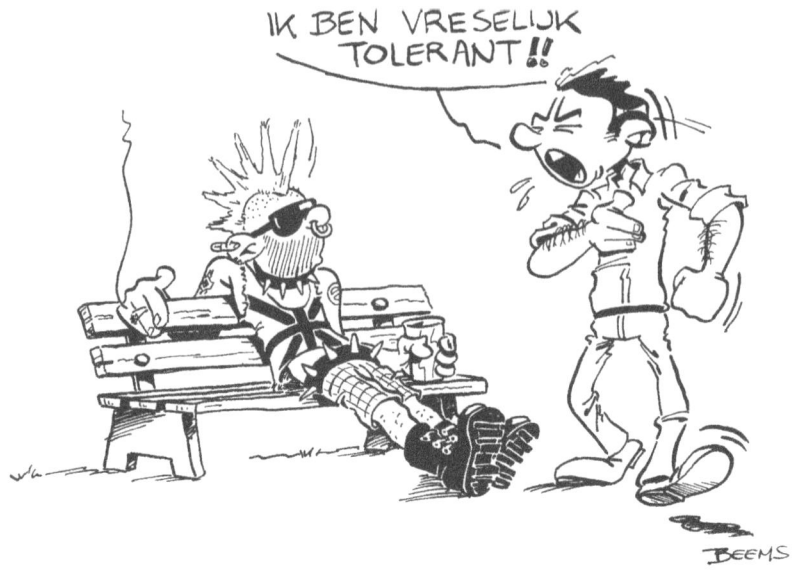

Figuur 2.2
Tolerantie verkondig je niet, maar toon je.

je verantwoordelijk voor wat je zegt en voor wat je doet met betrekking tot deze vraag. Natuurlijk kun je niet alle verantwoordelijkheid op je nemen; je werkt samen met collega's in een team. Er is een gedeelde verantwoordelijkheid. Je bent immers samen verantwoordelijk voor het reilen en zeilen van de organisatie. Daarnaast heb je de verantwoordelijkheid voor jezelf: hoe zit het met je mogelijkheden en met je grenzen? Alleen jij kunt bepalen of je een bepaalde werkdruk, soort taak of aantal uren werk aankunt.

In de volgende subparagrafen gaan we in op de verschillende soorten verantwoordelijkheden die belangrijk zijn bij het aangaan van een werk- én een vertrouwensrelatie:
- verantwoordelijk voor je taken;
- verantwoordelijk naar (zieke) mensen;
- verantwoordelijk naar organisatie en collega's.

Praktijkvoorbeeld
Victor is assistent en heeft een eigen spreekuur. Hij stipt wratten aan, hecht kleine wondjes, maakt uitstrijkjes, spuit oren uit en geeft prikken. Voor hij aan zijn spreekuur begint, zorgt

Victor dat hij de juiste spullen heeft klaarliggen. Het kan gaan om een kleine tank met stikstof. Of hij zorgt dat materiaal voor het maken van uitstrijkjes gesteriliseerd klaarligt. Daarna begint hij op tijd met zijn spreekuur.

Hij kent alle patiënten bij naam en vraagt naar zaken waar het in vorige spreekuren over is gegaan. Omdat de patiënten hem vertrouwen, vertellen ze wat hen bezighoudt. Sommige patiënten vertellen soms meer aan hem dan aan de dokter, omdat Victor in de omgang met zijn patiënten zo prettig is. Soms vraagt Victor de arts om advies, nadat hij een patiënt op zijn spreekuur heeft gehad.

2.5.1 Verantwoordelijk voor je taken

Zoals in elk beroep krijg je een aantal taken opgedragen. De taken moet je vaak zelfstandig uitvoeren. Zo assisteert een TA'er de tandarts en staat de AA'er achter een balie onder verantwoordelijkheid van een (tweede) apotheker. Zij levert medicijnen af volgens afspraak en rekent die bij de kassa af. Dit is zo'n twintig procent van haar taak. Daarnaast maakt ze medicijnen, vult uit en doet bestellingen. De DA'er neemt de telefoon aan, zorgt voor recepten, assisteert de huisarts bij kleine ingrepen en draait eigen spreekuurtjes.

taakomschrijving

Op grond van een taakomschrijving doe je je taken. In je taakomschrijving staan de taken die horen bij je functie van DA'er, AA'er of TA'er. Vaak zijn ze heel breed geformuleerd, maar je ziet dan op papier wel wat er van je wordt verwacht.

Praktijkvoorbeeld
Fatima heeft een gesprek met haar mentor Denise. De behaalde cijfers over de perioden zijn voldoende, al was het maar net, maar haar houding in de klas moet worden besproken. Ze is vaak niet op school, levert verslagen te laat in en wacht altijd af wat haar groepsgenoten doen. Denise wil daarom eens verder praten over de drie i's: inzet, interesse en initiatief. 'Is de school een leuke ontspanning en niet meer?', zo vraagt ze aan

> Fatima. 'Denk je dat je zo, met net voldoende punten, inzet laat zien?'
> Fatima: 'Maar ik doe toch mijn best, ik leer toch voldoende om over te gaan?' Denise: 'Je best doen is niet hetzelfde als interesse hebben, maar je hebt gelijk, je gaat gewoon over met deze resultaten. Maar begrijp je dat dat voor ons als docenten toch niet voldoende is?' En dat laatste begrijpt Fatima.

drie i's

Om verantwoordelijk je taken te kunnen uitvoeren zijn de volgende drie i's van belang: inzet, interesse en initiatief. Bij alle drie kun je jezelf bijvoorbeeld de volgende vragen stellen.

Inzet:
- Vind je dat ook minder leuke dingen moeten worden gedaan?
- Kun je je concentreren?
- Doe je alleen dingen die je leuk vindt?

Interesse:
- Hoe belangrijk vind je dat wat je doet?
- Kun je voldoende belangstelling opbrengen?
- Wil je leren?

Initiatief:
- Neem je graag het voortouw?
- Kijk je liever eerst de kat uit de boom?

2.5.2 Verantwoordelijk naar (zieke) mensen

Mensen die naar een arts, een apotheek of een tandarts gaan, komen daar omdat ze ergens last van hebben, iets nodig hebben of gecontroleerd willen worden. Als assistent denk je mee met deze mensen en met je baas. Je bent niet alleen verantwoordelijk, maar maakt ook deel uit van een organisatie. Soms leggen mensen de verantwoordelijkheid te veel bij jou of bij de (tand)arts. Ze nemen je gemakkelijker in vertrouwen en denken dat je hen helemaal begrijpt. Je weet immers alles? Daarbij wordt vergeten dat het van belang is eigen inzicht, intuïtie of verstand te blijven gebruiken. Ook de andere kant is aan de orde: men wil alles te veel in eigen hand houden en de situatie volledig onder controle hebben. Daarbij kunnen belangrijke zaken over het hoofd worden gezien.

Casus

Meneer Scheepmakers heeft last van zijn vinger. De vinger is erg dik, rood, gezwollen en hij kan hem nauwelijks meer buigen. Het doet verschrikkelijk pijn. Hij gaat bij de apotheek langs en laat het zien. Hij vraagt of ze een zalfje heeft. De apothekersassistent zegt dat hij beter langs de huisarts kan gaan. Deze zal beoordelen wat er met de vinger moet gebeuren. Meneer Scheepmakers zegt dat hij daar geen zin in heeft. Hij zal nog wel wat paracetamol slikken en hij hoopt dat het dan binnen twee dagen over is.

De apothekersassistent vindt dat niet verstandig. Ze zegt tegen meneer Scheepmakers dat dit soort ontstekingen vaak een antibioticumkuur nodig heeft en dat paracetamol niet zal helpen. Ze kan hem niet dwingen naar de dokter te gaan, maar als hij niet gaat is de kans groot dat het nog erger wordt. Meneer Scheepmakers kijkt boos naar de assistent en vraagt of ze hem bang wil maken. De assistent ontkent dit en geeft aan dat ze het beste voor meneer Scheepmakers wil. Daarop gaat hij zuchtend de deur uit en zegt dat ze hem wel weer terug zal zien als hij bij zijn huisarts is geweest.

meedenken

Meedenken wat voor deze cliënt of patiënt in de situatie het beste is, is dus belangrijk. Het kan gaan om het maken van een afspraak op heel korte termijn of om het advies de arts te raadplegen. Daarnaast is het stimuleren van de eigen verantwoordelijkheid van de cliënt/patiënt ook belangrijk. Een advies van een assistent kan zijn: 'Als u beter uw tanden flost, zal uw tandvlees bij de volgende behandeling niet meer zo bloeden.' Of: 'Als er verandering in de situatie komt, belt u dan meteen.' Niemand kent zijn of haar lijf immers beter dan de cliënt/patiënt zelf. Wanneer je je te verantwoordelijk voelt voor de cliënten/patiënten en je gaat te veel voor ze zorgen door bijvoorbeeld mensen te bellen en te controleren of ze bepaalde afspraken nakomen, dan maak je deze patiënten/cliënten

afhankelijkheid

ook afhankelijk van je. Er kan een houding ontstaan van: 'de assistent zal me bellen, ik hoef niet meer zelf na te denken'. Of: 'ze zullen vanzelf wel aan me zien dat het echt niet meer gaat'.

Het is daarom van belang de afhankelijkheid van patiënten en

stimuleren eigen verantwoordelijkheid

cliënten te respecteren, omdat je een bepaalde kennis en deskundigheid hebt. Daarnaast is het belangrijk de eigen verantwoordelijkheid van cliënten en patiënten te stimuleren, zodat men niet afhankelijker wordt dan nodig is.

Omdat mensen afhankelijk zijn van jouw deskundigheid, is het van belang goed te luisteren; niet alleen inhoudelijk, maar ook invoelend en aandachtig. Enkele aspecten daarvan hebben we in de paragraaf over grondhouding al behandeld, nu kijken we wat meer naar de relatie: de relatie waarin vertrouwen van belang is.

VERTROUWEN

Vertrouwen krijg je niet zomaar. Soms ga je al een tijd met iemand om, voor je zijn of haar vertrouwen krijgt. Aan de andere kant kan het contact dat je met iemand hebt zo vertrouwelijk zijn, dat je snel het vertrouwen van deze persoon wint. Mensen die te maken hebben met gezondheidszorg rekenen erop dat je betrouwbare informatie geeft over hun medicijn of ziekte. Ze vertellen je ook zaken die privé zijn. Je hoort patiënten vertellen over zaken die ze jou als privépersoon niet snel zullen vertellen. Ze spreken tegen de beroepsuitoefenaar, en niet tegen de persoon zelf.

Casus
Annette Schwarz heeft slaapmedicatie nodig. De arts heeft deze voorgeschreven. Wanneer ze de tabletten ophaalt bij de apotheek, vertelt ze de assistent spontaan hoe moeilijk ze het heeft in deze periode na haar scheiding. Eigenlijk praat ze daar niet zoveel over. Ze heeft bij de balie het gevoel dat ze even moet uitleggen waarom ze deze tabletten nodig heeft. Daarbij vertelt ze een aantal vertrouwelijke zaken. De assistent die wel begrijpt hoe gevoelig de situatie is voor Annette, laat haar rustig uitpraten en wenst haar daarna sterkte.

eed of belofte

Een zekere mate van vertrouwen heb je dus al door je functie: je hebt een eed of belofte afgelegd en volgens de Nederlandse wet ben je dan 'te vertrouwen'. Vertrouwelijke informatie moet je zorgvul-

dig bewaren, volgens afgesproken regels. Je mag het vertrouwen en de privacy van de hulpvrager nooit schenden.
Daarnaast is het belangrijk dat de personen met wie je samenwerkt je vertrouwen. Een onderdeel hiervan is het inhoudelijke deel van het werk: je kent je vak en vanuit die deskundigheid geef je adviezen en maak je afspraken.

Er kunnen zich dus situaties voordoen waarin er veel vertrouwelijkheid tussen cliënt/patiënt en assistent is. Er is dan wederzijds vertrouwen. Toch is het goed als je duidelijk onderscheid maakt tussen formeel vertrouwen (vanuit je functie, als professioneel zorgverlener) en informeel vertrouwen (zoals er is tussen jou en je vrienden of familieleden). Ook in vertrouwelijke situaties moeten de regels helder zijn.

formeel en informeel vertrouwen

Belangrijk voor vertrouwen zijn ook de beschikbaarheid en duurzaamheid van een werkrelatie. Je bouwt een band met (zieke) mensen op, doordat ze al vele jaren dit adres bezoeken of ernaartoe bellen. Zelfs tweemaal per jaar betekent regelmatig en kan na enkele jaren vertrouwen geven. Je kunt onderdeel zijn van een vertrouwd adres.

Helaas kent de gezondheidszorg door allerlei omstandigheden (schaalvergroting, personeelstekort, bezuinigingen) soms weinig continuïteit.

> **Praktijkvoorbeeld**
> Een patiënt vertelt: 'Ik wil niet opscheppen, maar in mijn psychiatrische carrière van nog geen zes jaar heb ik ruim dertig verschillende artsen gesproken (en dan tel ik weekendartsen en dienstdoende, die niet eens de moeite nemen zich aan me voor te stellen, niet mee), waarvan er ruim twintig feitelijk mijn behandelaar zijn geweest.' [...] 'Als ik er eindelijk eentje gevonden heb die ik wel durf te vertrouwen, zegt ze na vier gesprekken dat ze een andere baan heeft gekregen.'
>
> Bron: Trouw, 24 mei 2000

2.5.3 Verantwoordelijk naar organisatie en collega's

Casus

Tandarts Jan Peter de Hoog heeft vorige maand een lastige beslissing genomen. Eén van zijn assistentes heeft hij moeten ontslaan. De reden daarvoor was haar nonchalante werkhouding. Wanneer er afspraken waren gemaakt, kon hij er niet op vertrouwen dat deze assistent de afspraken ook werkelijk nakwam. Daarnaast werkte ze slordig – ze ruimde het materiaal waarmee ze bezig was geweest niet direct op. Ook de collega-assistenten klaagden over haar. Ze kwam te laat op haar werk, verstuurde rekeningen niet op tijd en ze roddelde over anderen.

functie Met het aanvaarden van een baan krijg je een functie met taken en verantwoordelijkheden. Soms zul je er alleen voor staan, zittend achter een balie of bij een stoel, maar je kunt ook achter een balie werken met diverse collega's. Dat betekent dus werken met mensen voor wie je niet koos, die anders zijn dan jij, die een bepaalde sfeer creëren waarin jij je kunt voegen, of niet.

We kijken in deze paragraaf naar enkele zaken die van belang zijn voor jou en je werkomgeving: afspraken nakomen, flexibel zijn en zorgvuldig samenwerken.

AFSPRAKEN NAKOMEN

Een van de belangrijkste verantwoordelijkheden is het nakomen van gemaakte afspraken. Het geeft mensen in een organisatie vertrouwen in elkaar als iedereen zich aan de gemaakte afspraken houdt. Het vergroot ook het gevoel van saamhorigheid: we zetten ons samen in voor onze taken. Afspraken nakomen is een basale regel in elke organisatie. Het heeft ook veel te maken met de drie i's die hiervoor ter sprake zijn geweest: inzet, interesse en initiatief. Hoewel het goed is je afspraken na te komen, toon je alleen daarmee niet altijd verantwoordelijkheid. Je kunt bijvoorbeeld de kantjes ervan aflopen en nooit openstaan voor extra verantwoordelijkheid. En mensen die vaak dingen vergeten omdat ze wat chaotisch zijn, kunnen zich juist erg verantwoordelijk voelen. In het werk zal niet alles volmaakt verlopen: je werkt met mensen! Daarom draait het er bij 'afspraken nakomen' dus ook om hoe je ze nakomt. Op tijd aangeven dat je een periode niet goed in staat bent gemaakte afspraken na te komen, is verstandig. Bijvoorbeeld omdat je privé in een lastige situatie zit of omdat het lichamelijk of geestelijk niet goed met je gaat. Collega's zullen eerder begrip tonen en bepaalde taken kunnen anders worden verdeeld. Je kunt ook vragen om bepaalde taken of verantwoordelijkheden niet te hoeven hebben, omdat je er gewoon niet goed in bent en je collega wel.

Welke afspraken je in zo'n geval wel helemaal kunt nakomen en welke wat minder, kan ook verschillend beoordeeld worden. Daarover kun je (meestal) onderhandelen.
Afhankelijk van de bedrijfscultuur zul je een goede inschatting moeten maken. Veel organisaties kunnen prima functioneren als bepaalde taken wat minder goed ingevuld worden, weinig organisaties kunnen goed functioneren als er een taak niet meer gedaan wordt.

> **Praktijkvoorbeeld**
> Jacqueline is, naast haar werk, in de avonduren een cursus gaan doen. Ze heeft het zo druk, dat ze in haar werk steken laat vallen. Steeds vaker komen patiënten klagen dat een recept niet klaarligt of dat een afspraak blijkbaar niet in de agenda staat. De collega's van Jacqueline spreken haar hierop aan: ze hebben hier last van en willen dat Jacqueline zorgvuldiger te werk gaat.

transparante organisatie

In een organisatie moet er voldoende ruimte zijn om te zeggen wat jij vindt. Een organisatie moet transparant (doorzichtig) zijn. Zaken die met de uitvoering van het werk te maken hebben moeten aan de orde kunnen worden gesteld. Niet alleen moet er een tijd en plaats worden afgesproken voor bijvoorbeeld werkoverleg, ook moet duidelijk zijn welke taken bij wie liggen. En ruimte betekent ook: openheid naar elkaar, een sfeer waarin je elkaar steunt (je werkt immers aan hetzelfde doel) en feedback geeft.

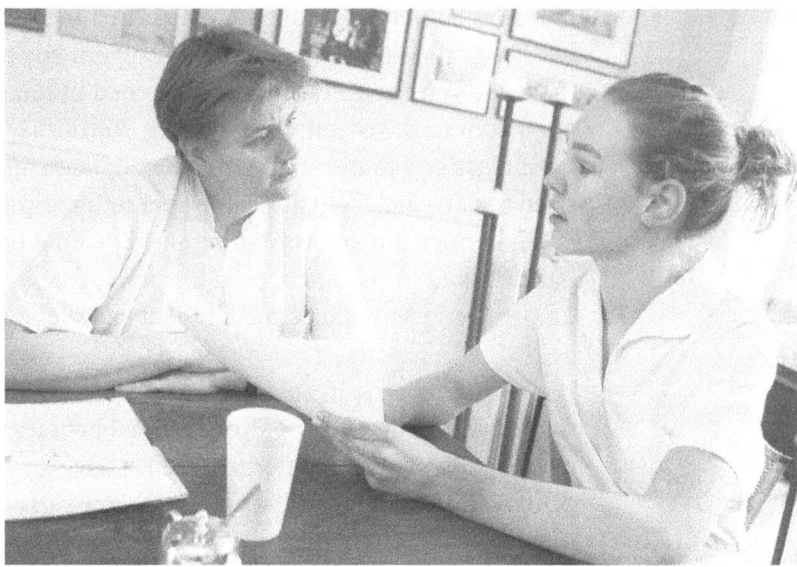

Figuur 2.3
Samen verantwoordelijk voor een goede organisatie van de praktijk.

feedback

Elke reactie uit de omgeving die kan dienen om gedrag verder bij te sturen, noemen we feedback. Feedback gaat dus over het reageren op gedrag (en woorden en houdingen) om dat mogelijkerwijs bij te sturen. In hoofdstuk 3 over communicatie gaan we hierop nader in. Enkele kenmerken van het geven van feedback:
– vergroot je zelfkennis als werknemer;
– geeft je inzicht in hoe je met mensen omgaat en hoe je op hen overkomt;
– ondersteunt en bevordert positief of gewenst gedrag;
– corrigeert negatief of ongewenst gedrag;
– verduidelijkt de relaties tussen personen (collega's) waardoor je elkaar beter begrijpt;
– draagt bij tot effectievere communicatie, ook in organisaties.

Wanneer gebeurtenissen regelmatig in alle openheid worden besproken, kan dit een methode zijn om de organisatie en samenwerking transparant te houden. Je leert flexibel om te gaan met situaties die zich elke dag aandienen. Je weet door de besprekingen immers wat belangrijk is, waarop je moet letten en wat je sterke en zwakke kanten zijn. Het gebruikmaken van feedback is een goede methode om elkaars gedrag verder bij te sturen en om met elkaar zo optimaal mogelijk samen te werken.

> Praktijkvoorbeeld
> Nadat Jacqueline feedback van haar collega's had gekregen, werd haar duidelijk dat ze steeds vaker fouten maakte in haar werk. Ze vond dit heel vervelend om te horen en erkende dat het klopte. Ze heeft inmiddels besloten haar avondopleiding in een langzamer tempo te gaan doen. In plaats van vier vakken af te ronden in een half jaar, zal ze twee vakken doen. Dit geeft haar meer rust. Haar hoofd zit minder vol en ze kan haar werk zorgvuldiger doen.

In elke organisatie zijn er tegenstellingen en verschillen van mening. Het zijn immers mensen die met elkaar omgaan. Samenwerken is voor de een moeilijker dan voor de ander. En de een kan meer kritiek of opmerkingen verdragen dan de ander. Feedback wordt niet altijd positief opgepakt of redelijk geuit. Een sfeer kan 'bedreigend' zijn. Mensen houden dan hun mond dicht. Maar als er keuzen gemaakt moeten worden kunnen die verschillen wel eens in de weg gaan zitten.

ruzie   Er is een verschil tussen ruzie en conflict. Bij een ruzie speelt je eigen idee of opvatting een grote rol. Je denkt gelijk te hebben en je wilt dat nemen. Je zoekt ruzie omdat het je persoonlijk wat oplevert. Ruzies maken tegenstellingen en verschillen van mening alleen maar erger. Het gaat niet meer alleen om de zaak, maar ook om de man of vrouw. Er is sprake van onbegrip.

conflict   In een conflict ga je ook de confrontatie aan met de ander, maar je doet dit open. Allerlei verschillen van inzicht en van persoonlijkheden spelen daarbij een rol, maar de energie gaat zitten in het gezamenlijke doel. Dat doel moet helder blijken, net als dat het gaat om zaken en niet om personen. Je wilt samen verantwoordelijkheid dragen en tot de beste keuze en oplossing komen.

TOT SLOT VAN DEZE PARAGRAAF

Zoals je hebt kunnen lezen, gaat het bij het nemen van verantwoordelijkheid over verschillende zaken: je taken, de cliënten/patiënten, de organisatie, je collega's. Wanneer je op de juiste manier invulling geeft aan verantwoordelijkheid, kan er ook vertrouwen ontstaan. Je doet wat je zegt, je komt afspraken na, je uit wat belangrijk is, men kan op je rekenen. In een beroep waar samenwerking belangrijk is en mensen afhankelijk van je kunnen zijn, is het fijn als men zonder meer op je kan vertrouwen.

2.6 Omgaan met patiënt/cliënt vanuit een gepaste grondhouding

In subparagraaf 2.2.1 staan de aspecten van een grondhouding uitgebreid beschreven. Je kunt je voorstellen dat wanneer je vanuit respect en belangstelling naar iemand luistert, het een goed begin is van een contact. Zeker als je ook nog een inlevende houding hebt en de juiste distantie in acht neemt.

Hoewel de inzet van een gepaste grondhouding essentieel is, betekent het niet dat de contacten daarom altijd prettig en harmonieus zullen verlopen. Wanneer je met mensen werkt, zal geen contact hetzelfde zijn. Zeker wanneer je te maken hebt met mensen die een beroep doen op de gezondheidszorg – dit doen ze immers niet voor hun plezier. Deze mensen zullen zich verschillend gedragen. Vaak ligt aan de wijze waarop iemand zich gedraagt een emotie ten grondslag. We bespreken hierna een aantal situaties die aan de orde kunnen zijn.

2.6.1 Reageren op emoties en gevoelens

In de gezondheidszorg wordt van assistenten verwacht dat ze weten wat de patiënt/cliënt beroert, welke emoties die het gedrag sturen of beïnvloeden, een rol kunnen spelen. Je zult je als assistent moeten kunnen inleven: hoe ziet de wereld van de patiënt eruit, en hoe wordt die wereld beleefd en ervaren. Zo kun je de gedachten en gevoelens begrijpen en de patiënt/cliënt laten merken dat jij echt kunt luisteren naar het verhaal en er ook wat mee doet.

Het is echter niet eenvoudig om erachter te komen welke gevoelens en gedachten patiënten/cliënten bezighouden. Dit komt omdat iedereen zijn eigen manier van uiten heeft ontwikkeld. Doorgaans geven non-verbale signalen aan welke gevoelens er leven.

betekenisgeving

Aan empathie gaat betekenisgeving vooraf: je kunt immers verschillende betekenissen (interpretaties) geven aan het non-verbale gedrag; daarom is het belangrijk
- dat de patiënt/cliënt wordt uitgenodigd gevoelens te uiten;
- ook vertelt waaróm hij zich zo voelt.

Gevoelens uiten maakt je kwetsbaar. Anderen kunnen je vervelend, zeurderig of overdreven vinden. Toch is het heel belangrijk om gevoelens onder woorden te brengen. Als je deze vaardigheid onder de knie hebt/krijgt, nodig je de patiënt/cliënt als het ware uit de gevoelens onder woorden te brengen. Jij kunt deze gevoelens serieus nemen en er op een adequate wijze op reageren. Je kunt daarmee leren op een adequate manier met emoties en gevoelens om te gaan.

Enkele richtlijnen:
1. Luister actief (meer hierover in hoofdstuk 3).
2. Gebruik ogen en oren, let op de gezichtsuitdrukking en de intonatie.
3. Vraag hoe de patiënt zich voelt, wat hij ervaart.
4. Benoem wat je waarneemt: dit geeft jou de gelegenheid te controleren of je waarneming een juiste interpretatie is.
5. Laat merken dat je meeleeft.

niet doen

Let op! Bij de volgende punten gaat het om wat je vooral *niet* moet doen.
- Stel vooral niet gerust als dat niet terecht is. Tegen een kindje dat een prik moet krijgen zeggen dat het 'niets' van het prikje zal voelen, of 'dat het geen pijn doet' is niet alleen onwaar, maar licht het kind ook onjuist voor. Je verliest zo het contact met het kind en je vergroot de angst voor de huidige en toekomstige ingrepen.
- Zeg vooral niet hoe de ander zich voelt. Jij geeft een interpretatie en invulling van de gevoelens. De patiënt/cliënt krijgt dan al snel het idee dat zijn gevoelens er niet zo toe doen, omdat jij het al ingevuld hebt.

> **Praktijkvoorbeeld**
> Meneer De Weerd drentelt wat heen en weer in de wachtkamer van de huisarts. In de kamer van de doktersassistent gaat de telefoon: dokter De Bie legt uit dat hij wat later is wegens een spoedgeval. De afspraken zullen een half uur uitlopen. Monique, de doktersassistent, zal dit de wachtende patiënt uitleggen. Sonja, de stagiaire, let intussen op de telefoon. Zij ziet en hoort door de openstaande deur van de wachtkamer dat Monique uitleg geeft. Meneer De Weerd reageert woedend. 'Altijd hetzelfde gedonder hier met die artsen. Nooit kunnen ze zich aan hun afspraak houden, maar o wee, als ik vijf minuten te laat ben, dan kan ik mooi een nieuwe afspraak maken!'
> Monique vraagt of meneer De Weerd een kopje koffie wil. Ze zal intussen een tijdschrift voor hem zoeken, zodat hij de tijd wat beter kan doorbrengen. Meneer De Weerd draait wat bij en gaat zitten in afwachting van de huisarts.
> Sonja snapt niets van de reactie van Monique en vraagt waarom Monique meneer De Weerd niet wat harder heeft aangepakt. Hij was toch vreselijk onredelijk? Monique antwoordt: 'Meneer De Weerd is erg zenuwachtig voor de uitslag van een onderzoek, hij kan het nu niet opbrengen om redelijk te zijn.'

2.6.2 Op racistische en discriminerende uitingen reageren

Wanneer een patiënt of cliënt zich om welke reden ook racistisch of discriminerend uit, kan het belangrijk zijn te begrijpen wat maakt dat iemand bepaalde uitspraken doet. Denk maar terug aan de opmerking dat een emotie vaak ten grondslag ligt aan iemands gedrag. Een man die niet door een arts van allochtone afkomst wil worden geholpen, kan dit zeggen omdat hij bang is dat de arts een verkeerde diagnose zal stellen. Hij heeft niet veel vertrouwen in de arts. Een vrouw die roept dat buitenlanders altijd voorgaan, terwijl zij al lang in de wachtkamer zit, kan gefrustreerd zijn omdat ze lang wacht. Belangrijk is om ook hier actief te luisteren en erachter zien te komen wat iemand beweegt racistisch of discriminerend te zijn. Misschien kan je angst of onzekerheid wegnemen door uitleg of voorlichting.

grenzen aangeven

Tegelijk is het belangrijk dat je grenzen aangeeft: proberen te begrijpen wat iemand beweegt een uitspraak te doen is iets anders dan accepteren. Racisme en discriminatie hoeven nooit geaccepteerd te worden. Hoe duidelijker je kunt aangeven op welke wijze patiënten en cliënten zich dienen te gedragen in de organisatie waar je werkzaam bent, hoe duidelijker het is als de grens overschreden wordt en welke maatregelen daar tegenover staan. Daarbij kun je ook feedback geven: benoemen welk gedrag of uitspraak je opvalt, aangeven wat een opmerking met je doet en welk gedrag je liever hebt.

2.6.3 Zorgvuldig handelen bij intimiteiten

respecteer grenzen

Soms moeten cliënten of patiënten zich letterlijk blootgeven bij een arts. Een enkele keer komt het voor in een apotheek om iets op of aan het lichaam te laten zien waarvoor een middel gewenst is. Het kan ook voorkomen dat een cliënt of patiënt vastgehouden moet worden, je bent heel lijfelijk met elkaar bezig op dat moment. Ook moeten of willen cliënten of patiënten zeer persoonlijke, zelfs intieme dingen over zichzelf vertellen. Het spreekt voor zich dat je steeds zorgvuldig met deze vormen van intimiteit omgaat. Respecteer de grenzen van de persoon met wie je op dat moment contact hebt. Respecteer ook je eigen grenzen. Als intimiteit niet noodzakelijk is voor het contact tussen de assistent en cliënt of patiënt, maar deze zoekt die intimiteit op en jij vindt het niet prettig, zeg het dan, geef een grens aan.

Vertel steeds duidelijk wat je gaat doen. Ga na afloop niet uitgebreid aan je collega's vertellen wat je hebt gezien, gehoord of ervaren. Mensen zonder kleding of overgeleverd aan een handeling die de assistent gaat verrichten, zijn bijzonder kwetsbaar. Daar past alleen maar een integere en zorgvuldige houding bij. Het kan helpen te bedenken hoe je zelf behandeld wilt worden in een dergelijke situatie.

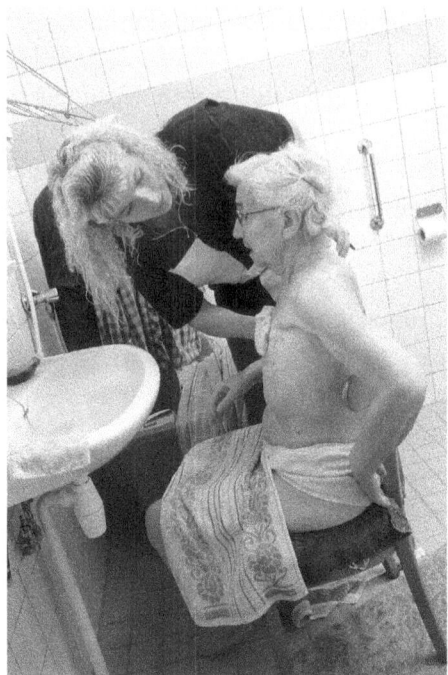

Figuur 2.4
Professionele hulp: een combinatie van techniek en gevoel.

2.6.4 De privacy van de ander en jezelf bewaken

Zoals al eerder in dit hoofdstuk ter sprake is gekomen, moet je met vertrouwelijke informatie zorgvuldig omgaan. Je hebt geheimhouding te bewaren over de informatie die je van patiënten en cliënten weet. Je mag het vertrouwen en de privacy van de hulpvrager nooit schenden. Daarnaast hoef je niets over je eigen privéleven te vertellen aan patiënten en cliënten. Zeker als de sfeer vertrouwelijk is, kan het gesprek persoonlijk worden. Bedenk dan steeds of wat je aan de persoon vertelt met wie je op dat moment bezig bent, ook na dit gesprek nog goed is voor jou. Het zou vervelend zijn als je na een aantal dagen last hebt van het gesprek, omdat iemand dingen van jou weet die je eigenlijk niet had willen vertellen. Ook hier geldt weer: distantie bewaren. Leef je in de ander in, ben betrokken, maar houd zoveel afstand dat je adequaat kunt handelen en je jezelf niet verliest in de vertrouwelijkheid van het moment.

2.6.5 Omgaan met grenzen

Het adequaat aangeven van grenzen is in dit beroep belangrijk. Enerzijds gaat het om het aangeven van grenzen waar jij weet dat je het gevraagde niet kunt bieden. Het kan dat een (tand)arts, apotheker, een collega of een cliënt of patiënt iets van je vraagt wat buiten je kennis, kunde of takenpakket ligt. Hierin een grens aangeven is goed. Bedenk steeds waar jouw taak eindigt en waar de taak van een eindverantwoordelijke begint. Als het goed is heb je hierover afspraken gemaakt. Soms zijn deze afspraken ook bij de patiënten, cliënten bekend. Ook in een folder kunnen de taken van de assistent zijn aangegeven. Soms moet je je flexibel opstellen om nieuwe dingen bij te leren, soms moet je je bij je grens houden, omdat iets echt niet mogelijk is.

Anderzijds kan het gaan om patiënten of cliënten die iets van je gedaan willen krijgen, wat niet kan of niet volgens de afspraak is. Een recept mag bijvoorbeeld niet zonder handtekening van de arts worden meegegeven. Een medicijn moet zijn voorgeschreven door een arts. Door je consequent aan afspraken te houden, creëer je duidelijkheid. Op de korte termijn kan het lastig zijn (de patiënt of cliënt zal het niet leuk vinden als hij niet krijgt wat hij wil), op de lange termijn weten mensen waar ze aan toe zijn bij jou. Toch geldt ook hier: enige flexibiliteit is op zijn plaats. Soms zijn uitzonderingen noodzakelijk.

Het kan ook zijn dat patiënten of cliënten niet altijd accepteren dat de assistent bepaalde zaken zelf kan afhandelen. Je hebt je uiterste best gedaan en dan wil de patiënt/cliënt de apotheker zelf nog even spreken, of de (tand)arts. Het is belangrijk dan grenzen aan te geven naar de hulpvragers: zo werken we in deze organisatie. De assistent is een professioneel opgeleide persoon die zelfstandig bepaalde taken afhandelt.

assertieve houding Bij het aangeven van grenzen kan een assertieve houding van pas komen.

> Casus
> Meneer De Bont komt op momenten dat het hem uitkomt. Altijd als de dokter tien minuten klaar is met het spreekuur, duikt hij op. 'Is de dokter er, want ik wil hem even wat vragen.' Rachida kent hem inmiddels en vraagt of zij kan helpen.

> 'Nou nee, is de dokter er niet?' Die is er natuurlijk nog, maar kan zij niet helpen? 'Nee, het is zoiets kleins, dat kan beter de dokter even zien!' Altijd probeert hij Rachida vervolgens iets te laten doen of te laten regelen, een recept of een afspraak. En altijd weer blijft Rachida vriendelijk. Ze krijgt een gevoel van irritatie als hij binnenstormt, maar ze staat hem vriendelijk doch beslist te woord.

Onduidelijk en verlegen gedrag is niet de goede toon in de beroepshouding. Assertief wil zeggen dat je opkomt voor jezelf, voor je eigen belang; zonder natuurlijk de ander onnodig te kwetsen of te schaden. Dit is aan de orde bij het stellen van grenzen. En naar je collega's zul je moeten kunnen zeggen wat je echt wel wilt en per se niet wilt. Ook de organisatie vraagt een assertieve houding. Door assertief gedrag kun je je aan regels houden die binnen de organisatie zijn opgesteld, bijvoorbeeld door buiten het spreekuur geen mensen binnen te laten met kleine vragen.

Het tegenovergestelde van assertiviteit is subassertiviteit. Mensen die meestal niet uiten wat ze vinden of voelen, kunnen zich onzeker gaan voelen of hun boosheid opkroppen; en als die er dan opeens uitkomt, is het geen assertief gedrag maar een overassertieve uiting, ongenuanceerd. Ze kunnen ook agressief overkomen. Daarom is op de juiste tijd assertief zijn zo belangrijk: rustig zeggen wat jij zelf wilt of ervan vindt!

2.7 Je eigen ontwikkeling

In dit hoofdstuk is heel wat aan de orde geweest over een goede grondhouding en beroepshouding. Erover lezen is één ding. Het inzetten in de praktijk een ander. Hoe kun je hiermee aan de slag? Welke stappen kun je zetten?

Lees het hoofdstuk nogmaals kritisch en vraag jezelf bij elk behandeld onderwerp af, hoe het met je eigen ontwikkeling zit. Maak een

schaal schema, waarin je jezelf op een schaal van 1 tot 10 scoort op de verschillende aspecten van de grondhouding en de beroepshouding. Hierbij is 1: nog niet ontwikkeld en 10: volledig ontwikkeld. Daartussen zit de rest van de ontwikkelingsstappen. Je maakt nog drie schema's en zet je eigen naam erboven. Vervolgens vraag je aan mensen die je goed kennen, of zij jou ook willen scoren op de aspecten van de grondhouding en beroepshouding. Wanneer de schema's van deze drie mensen en je eigen schema overeenkomen, heb je een aardig beeld van jezelf en wordt ook duidelijk welke aspecten aandacht verdienen. Als er verschil zit tussen de schema's, ga dan eens in gesprek met de drie mensen, om erachter te komen wat tot verschillen heeft geleid. Kom je anders over dan je denkt? Heb je een positiever of negatiever beeld over jezelf dan een ander? Heb je blinde vlekken (zie hoofdstuk 3), waarbij je delen van je eigen gedrag niet ziet of herkent?

Als duidelijk is dat je bijvoorbeeld van de grondhouding het aspect 'belangstelling tonen' moet gaan ontwikkelen, omdat dat bij jou een 3 heeft gescoord en bij de drie feedbackgevers een 2, dan ga je

stappenplan een stappenplan maken.

1. Hoe wil je gaan werken aan 'belangstelling tonen'?
2. Je formuleert een doel dat haalbaar is, waarvan je zelf kunt controleren of je er daadwerkelijk mee aan het werk bent gegaan.
3. Je maakt een tijdsafspraak met jezelf: binnen welke termijn ga je er iets mee doen.
4. Je zorgt dat je resultaten boekt. In dit geval zou je met jezelf kunnen afspreken: ik ga deze week vragen stellen aan vier mensen die me iets vertellen. Vragen waaruit blijkt dat ik belangstelling heb voor het onderwerp waarover ze praten. Vervolgens vertel ik terug wat ik ze heb horen vertellen, zodat de mensen weten dat ik naar ze heb geluisterd. Daarna vraag ik hoe ze dit gesprek hebben ervaren.
5. Vraag om hulp als je jezelf wilt ontwikkelen. Bijvoorbeeld door mensen te vragen op je doel te letten en je aan te spreken als je je hier niet aan houdt. Of laat ze complimenten geven als het je wel lukt. Of zorg voor supervisie- of intervisiegesprekken, zodat de onderwerpen waarmee je bezig bent regelmatig worden besproken.
6. Beloon jezelf als je een doel hebt bereikt.
7. Houd een verslag bij waarin je specifiek ingaat op de ontwikkeling van je grond- en beroepshouding; je kunt dan ook zien dat je vooruitgang boekt.
8. Vraag mensen met wie je werkt (collega's én patiënten) om feedback.

9 Als je doel bereikt is, stel dan hogere eisen aan jezelf en maak het volgende doel rond bijvoorbeeld 'belangstelling tonen' moeilijker. In plaats van vier mensen belangstellende vragen te stellen, loop je zelf op mensen af van wie je iets wilt weten. Ook mensen met wie je anders niet gauw in gesprek zou gaan.

Deze stappen zet je, tot dat wat je wilde ontwikkelen een vanzelfsprekend deel van jezelf is geworden. Als de doelen die je jezelf gesteld hebt te hoog blijken te zijn, stel je ze bij. Niets is meer frustrerend bij het leren dan dat je steeds moet constateren dat het niet lukt. Daarnaast kun je kijken of de wijze waarop je je doel probeert te bereiken, of waarop je aan het leren bent, wel bij je past. Misschien moet je iets anders zoeken. Een coach inschakelen, een boek erover lezen, in een ander soort situaties dezelfde dingen uitproberen. Bedenk dat je voor sommige te ontwikkelen aspecten veel tijd moet nemen. Leren zwemmen kost anderhalf tot twee jaar. Waarom zou je voor dit soort zaken dan ook niet veel tijd mogen nemen?
Blijf regelmatig je eigen handelen reflecteren. Evalueer hoe het nu gaat. Betrek anderen bij deze evaluatie. Ook als je voor je eigen gevoel de ideale assistent bent. Een goede beroepshouding verdient aandacht.

conclusie Je grondhouding is van invloed op je beroepshouding. Het beroep van assistent brengt veel verantwoordelijkheid mee. Het is belangrijk dat je datgene kunt doen wat een situatie of persoon vraagt. Hoewel je veel aandacht zult besteden aan de inhoudelijke en medische kant van je vak, zijn vaardigheden die te maken hebben met de menselijke kant van het vak minstens zo belangrijk. Het gaat dan om goed kunnen luisteren en inlevend zijn, zonder dat je te veel in de ander opgaat. Als je de juiste afstand kunt bewaren, kun je immers professioneler handelen.
Vanuit acceptatie en respect benader je de patiënten en cliënten. Ieder heeft recht op een gelijkwaardige behandeling in de gezondheidszorg, ongeacht zijn of haar achtergrond. Iedereen is uniek. En daarom zul je door belangstelling te tonen en vanuit een authentieke houding steeds merken hoe je het beste met deze persoon kunt omgaan. Ook als iemand zich gedraagt op een manier die je niet prettig vindt of niet begrijpt. Vaak ligt aan de wijze waarop iemand zich gedraagt een emotie ten grondslag. Begrijpen en echt

kunnen luisteren zijn dan mogelijkheden om contact met de patiënt of cliënt te krijgen. Tegelijk is het belangrijk dat je grenzen aangeeft: begrip tonen is iets anders dan accepteren. Dat geldt voor zaken als intimiteit, privacy, discriminatie en racisme.

Zoals je hebt kunnen lezen gaat het bij het nemen van verantwoordelijkheid over verschillende zaken: je taken, de cliënten/patiënten, de organisatie, je collega's. Wanneer je op de juiste manier invulling geeft aan verantwoordelijkheid, kan er ook vertrouwen ontstaan. Je doet wat je zegt, je komt afspraken na, je uit wat belangrijk is, men kan op je rekenen. In een beroep waar samenwerking belangrijk is en mensen afhankelijk van je kunnen zijn, is het fijn als men zonder meer op je kan vertrouwen. In dit hoofdstuk zijn belangrijke aspecten van de grondhouding en beroepshouding aan de orde geweest. Als deze aspecten niet goed zijn ontwikkeld, is het zinvol daaraan te gaan werken. Blijf regelmatig je eigen handelen reflecteren. Een goede beroepshouding verdient aandacht.

samenvatting

Naast vaardigheden en kennis is je houding in een bepaald beroep van belang. Bepaalde aspecten uit je houding zullen maken dat je je aangetrokken voelt tot het ene beroep en niet tot het andere. Die aspecten heb je van nature. Andere zul je voor een beroep moeten ontwikkelen.

Grondhouding is de manier waarop je je gedraagt in bepaalde situaties ten opzichte van personen of gebeurtenissen.

We noemen je grondhouding een attitude. Een attitude bestaat uit wat je weet (kennis), wat je voelt (emotie) en wat je zult doen (handelen). De attitude van een persoon blijkt dan uit de manier waarop deze zich gedraagt. Je attitude wordt gevormd door: karaktereigenschappen, opvoeding, invloed van anderen, kennis, levenservaring. Een aantal aspecten speelt een belangrijke rol in de ontwikkeling van een goede grondhouding. Het gaat om luisteren, belangstelling en respect tonen, empathie en distantie, acceptatie, echtheid.

Je grondhouding is van invloed op je beroepshouding. Een beroepshouding is een professionele houding, waarin je datgene kunt doen wat de situatie vraagt of wat een persoon nodig heeft. We verdelen de aspecten van een goede beroepshouding in:

1 het tonen van respect voor de patiënt/cliënt en anderen. Wanneer je de ander in zijn waarde laat, toon je dat in de manier waarop je een ander behandelt. Je probeert vanuit het gezichtspunt van de

ander te kijken. Wanneer je respectvol met een ander omgaat, zal dat blijken uit de verbale en non-verbale communicatie.
2 het aangaan van een werk-/vertrouwensrelatie. Als assistent heb je de verantwoordelijkheid voor verschillende zaken: voor jezelf, je taken, de cliënten/patiënten, de organisatie, je collega's. Wanneer je op de juiste manier invulling geeft aan verantwoordelijkheid, kan er ook vertrouwen ontstaan. Je doet wat je zegt, je komt afspraken na, je uit wat belangrijk is, men kan op je rekenen. In een beroep waar samenwerking belangrijk is en mensen afhankelijk van je kunnen zijn, is het fijn als men zonder meer op je kan vertrouwen. Daarnaast is het stimuleren van de eigen verantwoordelijkheid van de cliënt/patiënt belangrijk. Verder is het in de samenwerking van belang om op tijd aan te geven dat je een periode niet goed in staat bent gemaakte afspraken na te komen.
3 omgaan met patiënt/cliënt met een gepaste houding binnen de beroepssituatie. Hoewel de inzet van een gepaste grondhouding essentieel is, betekent het niet dat de contacten daarom altijd prettig en harmonieus zullen verlopen. Vaak ligt aan de wijze waarop je je gedraagt een emotie ten grondslag. Het is belangrijk gedachten en gevoelens te begrijpen en de patiënt/cliënt te laten merken dat jij echt kunt luisteren naar het verhaal en er ook wat mee doet.

Wanneer een patiënt of cliënt zich om wat voor reden ook racistisch of discriminerend uit, kan het belangrijk zijn te begrijpen wat maakt dat iemand bepaalde uitspraken doet. Tegelijk is het belangrijk dat je grenzen aangeeft: begrip tonen is iets anders dan accepteren. Verder kun je te maken krijgen met intimiteit. Het spreekt voor zich dat je steeds zorgvuldig hiermee omgaat. Respecteer de grenzen van de hulpvrager en vertel steeds duidelijk wat je gaat doen. Je mag het vertrouwen en de privacy van de hulpvrager nooit schenden. Het adequaat aangeven van grenzen is in dit beroep ook belangrijk. Een assertieve houding kan je daarbij helpen. Daarbij gaat het onder andere om het aangeven van grenzen waar jij weet dat je het gevraagde niet kunt bieden op het gebied van kennis of kunde. Bedenk steeds waar jouw taak eindigt en waar de taak van een eindverantwoordelijke begint.
Het hoofdstuk eindigt met een aantal handvatten hoe je zelf aan het werk kunt gaan met het ontwikkelen van een goede grond- en beroepshouding. En welke stappen je hierin kunt zetten.

Literatuur

Buit G. Je beroepshouding bij verzorging en begeleiding. Baarn: H. Nelissen, 1985.
Coppoolse G, Hartman R. Gedrag en houding in werkrelaties. Baarn: H. Nelissen, 1989.
Goleman D. Emotionele intelligentie. Amsterdam/Antwerpen: uitgeverij Contact, 1997.
Gordon Th. Luisteren naar elkaar. Antwerpen: De Nederlandse Boekhandel, 1976.
Jochemsen H, Glas G. Verantwoord medisch handelen. Amsterdam: Buijten & Schipperheijn, 1997.
Munnichs J, e.a. Ouderen en zingeving. Houten: Ambo, 1995:29.
Ruymbeke BPEM van, Schroevers-Loos BA. Omgangskunde voor MDGO-AG. Rijswijk: Nijgh & Van Ditmar, 1989.
Spoler-van den Hombergh RHM, e.a. Communicatie en sociale vaardigheden. Baarn: Nijgh Versluys, 2000.
Vries D de. Huisarts en patiënt: Cahiers over communicatie en attitude (Hoezo verbouwen? Over omgaan met conflicten en agressie). Utrecht: Nederlands Huisartsen Genootschap, 1999.

3 Communicatie

leerdoelen Aan het eind van dit hoofdstuk weet en/of kun je:
- wat het communicatieproces inhoudt
- welke factoren van invloed zijn op het communicatieproces
- op welke manieren mensen met elkaar kunnen communiceren
- verschillende communicatietechnieken toepassen
- correcte omgangsvormen toepassen
- initiatief nemen tot het leggen van contact
- verschillende communicatievormen toepassen
- verschillende gesprekstechnieken toepassen
- verschillende gespreksvormen toepassen
- je eigen communicatieve gedrag bespreekbaar maken.

> **Praktijkvoorbeeld**
> Lesly is assistent en heeft een patiënt aan de telefoon. Zij probeert met deze patiënt een afspraak te maken. Tijdens dit telefoongesprek staat meneer De Bruin aan de balie te wachten tot Lesly is uitgesproken. Hij zucht eens diep en trommelt met zijn vingers op de balie.
> Als Lesly de telefoon neerlegt, vraagt meneer De Bruin of hij nu eindelijk eens aan de beurt is. Lesly merkt dat meneer De Bruin geïrriteerd is en vraagt extra vriendelijk wat ze voor hem kan doen.

3.1 Inleiding

Communicatie speelt binnen de gezondheidszorg een belangrijke rol. Via communicatie kunnen patiënten en cliënten aangeven waar

ze voor komen. Als hulpverlener probeer je op een adequate wijze in te gaan op de vraag om hulp. Welke vragen stel je? Hoe weet je of je elkaar goed begrepen hebt? Geef je schriftelijke of mondelinge voorlichting? Voelt de hulpvrager zich serieus genomen?
Binnen de communicatie zijn dit maar een paar zaken waarmee je dagelijks te maken zult krijgen.

Als de communicatie goed verloopt, zal de hulpvrager eerder een vertrouwensrelatie kunnen aangaan met een hulpverlener dan wanneer dat niet het geval is. Dit is wel belangrijk, omdat je als hulpvrager vaak afhankelijk bent van de medewerkers in de gezondheidszorg. En misschien weet je zelf wel hoe kwetsbaar je je daarin kunt voelen. Bovendien is het voor een hulpvrager belangrijk de juiste keuzen te maken. Hierin heeft de assistent een belangrijke ondersteunende functie, omdat mensen pas een keus kunnen maken als ze goed zijn voorgelicht, de juiste informatie aangereikt hebben gekregen en eventueel hebben kunnen uiten wat hun wensen of mogelijkheden zijn.
Niet alleen de contacten met de patiënten en cliënten zijn belangrijk, de contacten met collega's en werkgevers zijn dat ook. Omdat je nooit precies weet hoe een gesprek gaat verlopen of hoe de ander zal reageren, is het belangrijk inzicht te hebben in het communicatieproces.

3.2 Communicatievormen

Er bestaan verschillende communicatievormen. De verschillende vormen kunnen als volgt worden onderverdeeld:
- mondelinge communicatie;
- schriftelijke communicatie;
- digitale communicatievormen;
- media.

3.2.1 Mondelinge communicatie

Bij mondelinge communicatie kan het gaan om een telefonisch gesprek of een gesprek waarbij je tegenover elkaar staat en in dezelfde ruimte aanwezig bent. Een belangrijk voordeel van mondelinge communicatie is het persoonlijke karakter van het gesprek. Je kunt reageren op wat iemand zegt, ingaan op emoties en informatie snel overdragen. We spreken van tweezijdige communicatie. Omdat er direct contact is, kun je direct reageren. De ander zal weer op jou reageren en zo verder. Er is sprake van een wisselwerking.

tweezijdige communicatie

Het nadeel van mondelinge communicatie kan zijn, dat je denkt dat je elkaar hebt begrepen maar dat dit uiteindelijk niet het geval is. In dit hoofdstuk komt aan de orde wat de oorzaken hiervan kunnen zijn.

Het is dus belangrijk om tijdens de mondelinge communicatie te controleren of gesprekspartners elkaar goed begrepen hebben.

3.2.2 Schriftelijke communicatie

Schriftelijke communicatie kent veel voordelen. In de eerste plaats is het een manier om informatie in grote hoeveelheden te kunnen verspreiden. Denk bijvoorbeeld aan een praktijkfolder of aan voorlichtingsmateriaal. Een tweede voordeel is dat je heel nauwkeurig kunt opschrijven welke informatie je wilt overdragen. Een derde voordeel is dat je deze schriftelijke informatie kunt bewaren.

Een nadeel van schriftelijke communicatie kan zijn, dat een directe reactie ontbreekt als een patiënt/cliënt de informatie thuis leest. Er is dan sprake van eenzijdige communicatie. Verder heeft deze vorm van communicatie een wat onpersoonlijker karakter dan bijvoorbeeld een gesprek.

3.2.3 Digitale communicatievormen

Digitale communicatievormen, zoals internet, kun je bijvoorbeeld gebruiken voor het versturen van e-mails. Op de website van een apotheker kun je informatie over bepaalde medicijnen vinden. Op de website van een tandarts kun je de openingstijden van de praktijk vinden. De ontwikkelingen van de digitale communicatievormen gaan in een snel tempo. Tegenwoordig is er zelfs een psychologische hulplijn die je via internet kunt raadplegen.

Voor consulten bij de huisarts wordt nog maar weinig gebruikgemaakt van internet. De volgende informatie is afkomstig van www.blikopnieuws.nl.

Amsterdam – De Universiteit Twente (UT), faculteit gedragswetenschappen heeft in samenwerking met de Nederlandse Vereniging voor E-Health (NVEH) een enquête afgenomen onder 2000 huisartsen in Nederland met de vraag: 'Wat zijn de ervaringen van Nederlandse huisartsen met het elektronisch consult (e-consult) en hoe zien huisartsen het gebruik van e-consult in de toekomst?'
Uit het onderzoek blijkt dat 9,3 procent van de 654 ondervraagde huisartsen het e-consult gebruikt, uit eerder onderzoek van de UT blijkt dat 75 procent van de patiënten hier wel behoefte aan heeft. Slechts 4 procent meent dat door het e-consult de werklast afneemt. Het overgrote deel vindt dat het e-consult een ongeschikte bijdrage levert aan de kwaliteit van gezondheidszorg.

De honorering van 4,50 euro wordt door de huisartsen onvoldoende gevonden. De huisartsen zien e-consult voorlopig als vervanging van het telefonisch consult. Beveiliging, juridische complicaties en verkeerde beoordeling als gevolg van het ontbreken van een face-to-face contact zijn slechts door enkele huisartsen als nadelen genoemd. Zevenenzestig procent meent dat zij in de nabije toekomst wel gebruik zullen gaan maken van het e-consult, mits de honorering voldoende is, conform een standaardtarief. Het belangrijkste motief van de huisarts voor het gebruik van e-consult is de vraag van de patiënten hierom.
De algemene conclusie is dat het geringe gebruik van het e-consult voornamelijk een gevolg is van de onbekendheid hiermee, onvoldoende honorering en angst dat de werklast zal toenemen. Het onderzoek duidt er op dat voorlichting over het gebruik en betekenis van het e-consult in de huisartsenpraktijk van belang is.

3.2.4 Media

eenzijdige communicatie

Ten slotte is er nog communicatie via de media: kranten, televisie, radio. Dit is een vorm van eenzijdige communicatie: iemand vertelt of beschrijft iets en kan niet zien wat de reactie op zijn of haar verhaal is. Hij kan dus ook niet nagaan of de boodschap begrepen is zoals hij die bedoelt. Hij merkt niets van je reacties, er is sprake van eenrichtingsverkeer.
Er zijn ook programma's waarbij de luisteraar of kijker direct kan reageren. Dan is er sprake van interactief contact tussen media en consument.

3.3 Communicatietechnieken

Niet-communiceren in aanwezigheid van andere mensen is niet mogelijk. Als je tegenover elkaar in een trein zit en je praat niet met elkaar, is er toch communicatie. Je kunt je storen aan het feit dat iemand meeleest in je krant of aan de wijze waarop iemand je bekijkt. Als je communiceert maak je gebruik van de communicatietechnieken: verbale en non-verbale communicatie.

verbale communicatie

Wat is verbale communicatie? Dit is alles wat je met woorden zegt. Bijvoorbeeld dat je het warm of koud hebt of dat je medicijnen voor je vader nodig hebt of dat je pijn aan je kies hebt.

non-verbale communicatie

De manier waarop je dingen zegt, de bijbehorende houding of gebaren is de non-verbale communicatie, ook wel lichaamstaal genoemd. Je kent allemaal wel patiënten die zeggen dat ze zich niet lekker voelen. De manier waarop ze dit uiten, is van belang voor de wijze waarop je dit oppakt.

Wat mensen aan elkaar communiceren wordt voor 35% met woorden overgedragen. Het grootste deel wordt via de non-verbale communicatie overgedragen, namelijk de overige 65%. Als iemand op de balie staat te trommelen met zijn vingers en zucht, zou je daaruit kunnen opmaken dat de patiënt vindt dat hij te lang moet wachten. Zou je de man vragen of hij vindt dat het te lang duurt en hij zegt 'nee', dan hecht je waarschijnlijk meer waarde aan zijn non-verbale

incongruentie

communicatie (die ongeduld aangeeft) dan aan zijn woorden. Deze tegenstrijdigheid heet incongruentie: de man zegt in woorden iets anders dan wat de lichaamstaal uitdrukt.

Verbale en non-verbale communicatie hebben niet evenveel 'communicatiekracht'. In gevallen waarin taal en lichaamstaal elkaar tegenspreken, wordt het lichaam eerder geloofd dan de gesproken woorden. Met woorden kun je zeggen wat je wilt, maar de lichaamstaal is veel moeilijker te controleren. (Denk bijvoorbeeld aan iemand die iets heeft laten stukvallen. Je vraagt hem of hij dat heeft gedaan, hij zegt 'nee' en begint hevig te blozen en te zweten.) Natuurlijk spreken taal en lichaamstaal elkaar meestal niet tegen. Toch zal de lichaamstaal het meest doorslaggevend zijn in de manier waarop de ander de boodschap ontvangt.

Als je goed wilt leren communiceren, zul je je dus niet alleen op het taalgebruik moeten concentreren. Vanwege het grote belang van non-verbale communicatie, zul je je bewust moeten zijn van je eigen non-verbale communicatie en van de non-verbale communicatie van degene met wie je communiceert. Omdat elk contact via communicatie verloopt, is een goede ontwikkeling hiervan belangrijk. Hoe beter je je kunt uitdrukken, kunt uiten wat belangrijk is, klantvriendelijk contact kunt maken, hoe beter contacten verlopen. Als duidelijk is waaraan het in jouw wijze van communiceren schort, dan kun je formuleren aan welk doel je voor je eigen ontwikkeling gaat werken en op welke manier.

3.3.1 Non-verbale communicatie

Wat verstaan we allemaal onder non-verbale communicatie:
– gezichtsuitdrukkingen;
– gebaren;
– houdingen die je met je lijf aanneemt;
– afstand die je kiest ten opzichte van de ander;
– plek die je kiest in een ruimte;
– kleding die je draagt, make-up, sieraden, haardracht;
– stem.

De volgende informatie over non-verbale communicatie, komt uit het boek *Doelmatig communiceren, basisprincipes* (Wiertzema, 1996).

Het zijn handvatten om met behulp van non-verbale communicatie op een positieve manier contact te maken met een ander.

De afstand die mensen onderling aanhouden, kan van grote invloed zijn op de kwaliteit van de communicatie. Het is onplezierig om met iemand te communiceren die te veraf of te dichtbij staat. De ruimte tussen mensen wordt de interpersoonlijke ruimte genoemd. We kunnen het beste met patiënten communiceren in de interpersoonlijke ruimten die persoonlijke zone en sociale zone worden genoemd.

interpersoonlijke ruimte

De persoonlijke zone is 50 tot 125 cm rondom ons. Dit is voor vrienden en bekenden; je kunt elkaar een hand geven en een gesprek voeren op normaal volume. De sociale zone is 1,25 tot 3 m rondom ons. Hierin vindt zakelijke communicatie plaats: je kunt contact maken, maar een ander – indien nodig – ook negeren.

Mensen die oogcontact hebben en onderhouden, worden positiever in de omgang beoordeeld dan mensen die dit minder doen. Dit is goed te begrijpen, omdat mensen die veel oogcontact hebben beter kunnen inschatten wanneer de ander iets wil zeggen en kunnen zien of hun boodschap goed overkomt.

open en gesloten houdingen

Daarnaast wordt vaak onderscheid gemaakt tussen open en gesloten houdingen. Open houding is met de armen naast het lichaam en de benen naast elkaar. Gesloten houding is de benen en armen over elkaar. Mensen met een open houding worden positiever beoordeeld.

stem

Let ook op het gebruik van de stem. Als de stem verandert van toonhoogte, als er veel pauzes vallen, als de spreker de keel schraapt, als er veranderingen zijn in het normale spreektempo, kan dit alles een indicatie zijn dat er meer wordt gezegd dan de spreker op dat moment in woorden uitspreekt. Bijvoorbeeld: als een spreker aarzelt voor hij antwoord geeft, zou dat kunnen betekenen dat het antwoord moeilijk is om te geven of dat niet de hele waarheid wordt verteld. Het stijgen van de toon zou kunnen betekenen dat je iemands verontwaardiging hoort.

Via de stem krijg je dus ook informatie, maar hier moet je bewust naar luisteren. Als je iets bij de verandering in de stem interpreteert, zou je aan de spreker kunnen vragen of je interpretatie klopt.

Naarmate kleding en haardracht beter verzorgd zijn, worden mensen eerder geloofd. Dit gaat vooral op als mensen elkaar (nog) niet of nauwelijks kennen, als ze zich dus nog een eerste indruk van iemand moeten vormen.

congruentie   Ten slotte is het belangrijk dat je woorden met je lichaamstaal overeenkomen (congruentie). Zeg bijvoorbeeld niet dat het helemaal niet erg is dat de patiënt zo'n haast heeft, terwijl je van ergernis bijna je potlood in tweeën bijt.

3.4 Het communicatieproces

In het communicatieproces vindt een uitwisseling van verbale en non-verbale informatie plaats tussen mensen. Deze informatie wordt deels bewust, deels onbewust gegeven, ontvangen en geïnterpreteerd.

Het uitwisselen van informatie ziet er in schema weergegeven als volgt uit.

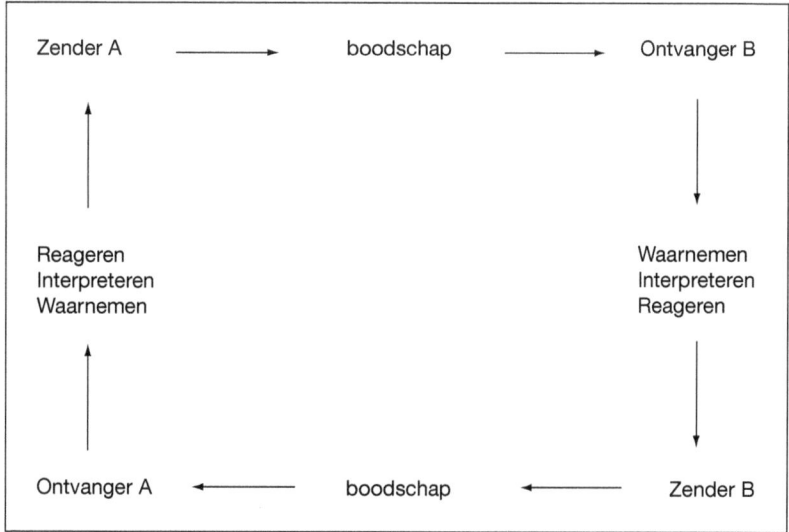

Figuur 3.1

De uitleg van het schema is als volgt: zender A en ontvanger A zijn dezelfde persoon. Ontvanger B en zender B zijn ook dezelfde persoon. We noemen iemand een zender als hij informatie aan iemand geeft. Deze informatie wordt in dit schema de boodschap genoemd. Degene die deze boodschap ontvangt, is de ontvanger.

Een zender stuurt een boodschap naar een ontvanger. De ontvanger neemt de boodschap waar. Waarnemen doe je met meerdere zintuigen: kijken, luisteren, voelen. De boodschap komt op een bepaalde manier op de ontvanger over en hij wil hierop reageren. Nu wordt de ontvanger zelf zender. Hij stuurt een boodschap terug naar de ontvanger. Bijvoorbeeld: een patiënt (zender A) vraagt nerveus of de behandeling pijn zal doen. Jij (ontvanger B) hoort de vraag, neemt de spanning bij de patiënt waar en je besluit hem gerust te stellen. Je zegt (en je bent nu zender B) dat de behandeling geen pijn doet (dit is de boodschap). De patiënt (nu ontvanger A) hoort dat hij zich niet druk hoeft te maken over de behandeling.

3.5 Waarnemen en interpreteren

We spreken van een communicatieproces, omdat zender en ontvanger elkaar steeds beïnvloeden door de verbale en non-verbale communicatie. Het is belangrijk met wíe je in gesprek bent, hoe die ander reageert, hoe je zelf reageert, in welke situatie het gesprek plaatsvindt, wat je waarneemt en hoe je elkaars gedrag uitlegt. Dit noemen we interpreteren. Je noemt communicatie dan ook een doorlopend proces, waarbij je informatie uitwisselt en op elkaar reageert.

Je hebt al gelezen dat de boodschap van een zender wordt waargenomen.

waarnemen   Je kunt op twee manieren waarnemen:
– *objectief*: je baseert jouw waarneming op feiten. Je kunt constateren op een thermometer dat het 20 graden Celsius is of dat iemand wel of geen hoed op heeft;
– *subjectief*: dit is je persoonlijke waarneming. Bijvoorbeeld: je vindt het erg warm of de sfeer tijdens een gesprek vind je niet prettig. Jouw waarneming wordt beïnvloed door menselijke eigenschappen, zoals gevoelens, gedachten of (voor)oordelen. Je neemt gedrag van de ander waar en daarover vorm je je een mening. Of die

ander werkelijk zo is, kun je niet altijd zien of weten. Het is jouw interpretatie van wat je waarneemt. Het beeld dat jij daarbij hebt van iemand, hoeft dus niet overeen te komen met de persoon zoals die werkelijk is. Ook omstandigheden van buitenaf 'vertekenen' de waarneming, maken deze subjectief. Daarmee kan de waarneming onbetrouwbaar worden. (Bijvoorbeeld: je ziet iemand gespannen in de wachtkamer zitten. Je denkt dat hij zenuwachtig is voor de behandeling. Later blijkt dat hij gespannen was omdat hij onmiddellijk na zijn bezoek aan de tandarts een sollicitatiegesprek had.)

interpreteren

Het goed interpreteren van de waarneming, er de juiste betekenis aan geven, kan pas als je meer informatie hebt over de achtergronden. Deze informatie helpt je om het gedrag te begrijpen en daaraan de juiste betekenis te geven. Meer informatie kun je krijgen door goed te luisteren, goed te kijken of door vragen te stellen. Fouten in de beoordeling van de waarneming kun je voorkomen door je bewust te zijn van het feit dat jouw waarneming subjectief is. Dit vergt zelfkennis, weten hoe je zelf denkt en reageert, maar ook mensenkennis. Zelfkennis en mensenkennis gebruik je om zo veel mogelijk vooroordelen over de ander te vermijden. Zelfkennis is ook noodzakelijk wanneer je reflecteert over je eigen houding en kwaliteiten.

rapporteren

Observeren is het bewust en doelgericht waarnemen. De arts kijkt naar de patiënt om meer informatie van hem te krijgen. De observatie moet zo veel mogelijk objectief zijn, niet gekleurd door de eigen mening. Het doorgeven van verkregen gegevens uit observaties noemen we rapporteren. In de gezondheidszorg wordt zowel mondeling als schriftelijk gerapporteerd. Het is belangrijk dat je de gegevens uit jouw waarneming zoveel mogelijk objectief doorgeeft. Je moet niet te lang wachten met het doorgeven van observaties, omdat je dan (te) veel informatie verliest; je vergeet details die van belang zijn. Maak daarom altijd een notitie van wat je waarneemt en gebruik deze notities als je later verslag doet.

3.6 Factoren die het communicatieproces beïnvloeden

Dat het communicatieproces niet altijd vlekkeloos verloopt, weet iedereen wel uit eigen ervaring. Er ontstaan soms misverstanden tussen mensen, omdat de zender een boodschap heel anders bedoelde dan de ontvanger die opvatte. De oorzaken hiervan kunnen zowel bij de zender als de ontvanger liggen.

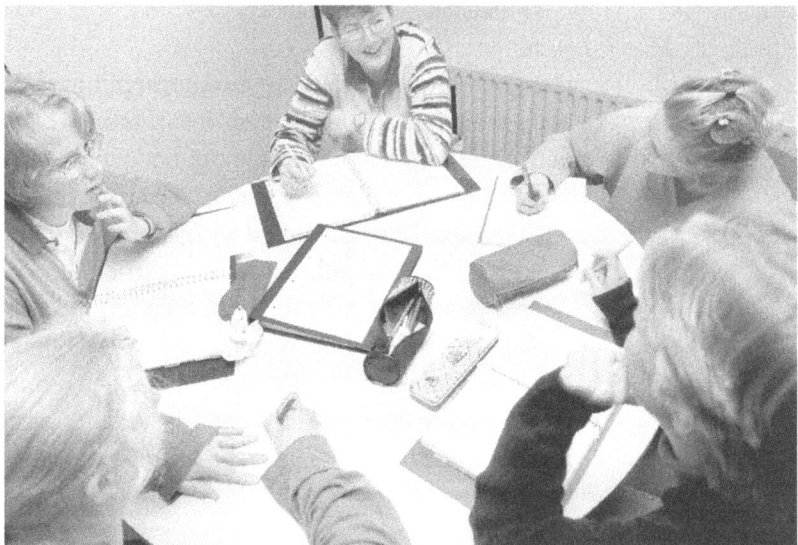

Figuur 3.2
Soms kan het gedrag van één of meerdere leden van een groep het communicatieproces ernstig verstoren.

In de volgende subparagrafen gaan we in op wat van invloed is op onze waarneming. Dat zijn achtereenvolgens:
- factoren in de situatie;
- factoren aan de kant van de zender;
- factoren aan de kant van de ontvanger;
- de relatie tussen de gesprekspersonen;
- de inhoud van de boodschap.

oorzaken misverstanden

3.6.1 De invloed van de situatie op het waarnemen

In de omgeving waar wordt gecommuniceerd, kun je door een aantal factoren afgeleid worden waardoor je je niet goed kunt concentreren. Daardoor kun je waarnemingsfouten maken. Denk aan lawaai van buiten, een radio of een tv die aanstaat, mensen die door de ruimte lopen of er gebruik van maken. Je luistert bijvoorbeeld naar het verhaal van iemand, terwijl iemand anders in je werkruimte telefoneert. Dat leidt je af, waardoor goed luisteren niet meer mogelijk is.

3.6.2 De invloed van de zender op het waarnemen

De zender zelf kan de boodschap vervormen. Als assistent zul je extra je best moeten doen om te achterhalen wat de zender bedoelt.

DE ZENDER DRUKT ZICH ONDUIDELIJK UIT, IS VAAG

Het kan gebeuren dat de zender zelf nog niet precies weet wat hij van iets vindt. De boodschap begrijpt hij niet, overvalt hem of de betekenis van de boodschap dringt nog niet echt tot hem door. Als dat het geval is, kan zijn verhaal of zijn reactie onsamenhangend, onduidelijk of tegenstrijdig worden, waardoor de ander hem niet begrijpt. Denk bijvoorbeeld aan een vrouw die onverwacht zwanger is geworden en van de doktersassistent te horen krijgt dat de zwangerschapstest positief is. De vrouw stottert wat, graait haar boodschappentassen bij elkaar en rent de deur uit.
Soms gebeurt het dat een patiënt/cliënt zijn gedachten niet goed onder woorden brengt, omdat hij uit een ander milieu of uit een andere cultuur komt. Misverstanden kunnen zo gemakkelijk ontstaan. Ook zul je er als assistent op moeten letten dat de hulpvrager de vaktaal niet altijd begrijpt.
Daarnaast kunnen gedachten, gevoelens en ervaringen van patiënten/cliënten verschillen van die van jou als assistent. Je zult je moeten aanpassen aan de belevingswereld van de ander.
Vergeet ook niet dat het verschil maakt of je te maken hebt met bijvoorbeeld een volwassene of met een kind.

DE ZENDER GEEFT ONVOLLEDIGE INFORMATIE

Soms wil de zender niet alle informatie geven, bepaalde dingen wil hij liever voor zichzelf houden. Hij kan dat doen omdat hij ziek is, gespannen, uit onzekerheid, zich niet op zijn gemak voelt of zich ervoor schaamt. Soms is een boodschap zo emotioneel voor hem dat hij daardoor niet in staat is te zeggen wat hij bedoelt. De ontvanger kan dan informatie missen en zich een verkeerd beeld van de situatie vormen.

Bijvoorbeeld: de tandarts vraagt of de patiënt veel snoept. De patiënt antwoordt dat het wel meevalt. Elke dag twee snoepjes. Maar hij vertelt er niet bij dat hij dagelijks een fles frisdrank leegdrinkt.

VERBALE EN NON-VERBALE COMMUNICATIE KLOPPEN NIET MET ELKAAR

Een patiënt kan tegen de tandartsassistent zeggen dat hij niet gespannen is voor een bepaalde behandeling. Als hij vervolgens met gebalde vuisten en opgetrokken benen in de stoel ligt, begrijpt de assistent dat de man toch tegen de behandeling opziet. De ontvanger van de boodschap (de assistent) krijgt dubbele informatie die niet met elkaar klopt (incongruentie).

3.6.3 Waardoor kan de ontvanger worden beïnvloed bij het waarnemen?

We hebben allemaal onze eigen karaktertrekken, onze normen, waarden en gevoelens. Uit ons communicatiegedrag kun je opmaken wat onze achtergrond is. Hiermee bedoelen we dat de onderwerpen waarover we communiceren en de manier waarop we dat doen, iets over onszelf zeggen. Het zegt iets over wie we zijn, wat we denken, vinden en voelen. Dat noemen we ons *referentiekader*. Onze normen, waarden en levenservaringen hebben zich in de loop van ons leven ontwikkeld. Ze zijn ontstaan in de dagelijkse omgang met allerlei mensen. Denk aan de invloed van het gezin of het land waarin je bent opgegroeid, je vrienden en vriendinnen, de scholen waarop je hebt gezeten, de opleidingen die je hebt gevolgd, je werk. Daarnaast word je ook beïnvloed door wat je leest, bekijkt op tv, wat je doet in je vrije tijd.

Vaak zijn we gewend ons eigen gedrag als norm te nemen. Wat de ander doet, meten we af aan de manier waarop we het zelf zouden doen. We vergeten dan dat de ander ook zijn eigen norm heeft. Gedrag heeft daarom voor hem een andere betekenis dan voor jou.

interne ruis

Als je weet hoe de waarneming door je eigen ervaringen wordt gekleurd (dit noemen we de interne ruis), kun je daarmee rekening houden en je aanleren eerst goed te kijken, te luisteren en gegevens te verzamelen voordat je de boodschap interpreteert. Ieder maakt daarbij zijn eigen fouten, jezelf bewust worden van welke fouten je maakt, is belangrijk.

Hierna volgen tien voorbeelden die aangeven waardoor onze waarnemingen gekleurd worden. Deze opsomming is misschien niet volledig, maar wel voldoende duidelijk om inzicht te geven in de wijze waarop waarnemingen vertekend bij de ontvanger binnenkomen.

UITGAAN VAN ONVOLLEDIGE INFORMATIE

Heb je niet door dat informatie onvolledig is en dat daardoor vertekening ontstaat, dan heeft dat tot gevolg dat je deze informatie niet goed interpreteert. Je zult de bedoeling van de zender niet goed oppakken. Bijvoorbeeld: de apothekersassistent vraagt aan mevrouw Tzoutla of ze haar medicijnen wel voor het ontbijt inneemt. Mevrouw antwoordt dat ze dat doet, maar zegt er niet bij dat ze 's morgens nooit eet.

NIET DE TIJD NEMEN

Ben je ongeduldig of erg impulsief, dan kan het zijn dat je niet voldoende tijd neemt om je goed te oriënteren op een situatie. Je denkt dan te snel dat je iets hebt begrepen, daardoor reageer je ook te snel op wat je toevallig hoort of ziet. Bijvoorbeeld: je hoort een collega zeggen dat het de laatste tijd steeds drukker wordt in de tandartsengroep. Je reageert hierop door het nog eens over personeelsuitbreiding te hebben. Dan blijkt dat je collega aan haar opmerking had willen toevoegen dat ze de drukte met de huidige personeelsbezetting prima aankunnen.

VOOROORDELEN

We kleuren onze waarnemingen aan de hand van opvattingen, meningen die we hebben over mensen of over situaties. Waarop die meningen zijn gebaseerd, is lang niet altijd duidelijk. Bijvoorbeeld: je vooroordeel is dat zwangere vrouwen altijd moe zijn. Als je een zwangere vrouw ziet, ga je er zonder meer van uit dat ze moe is.

PROJECTIE

Gevoelens of wensen die bij jezelf leven, neem je in versterkte mate bij anderen waar. Dit doe je onbewust. Bijvoorbeeld: een patiënt heeft een slechtnieuwsgesprek gehad en begint te huilen. Je denkt dat het beter is de patiënt nu even alleen te laten, want die zal toch te emotioneel zijn. Je realiseert je niet dat je het zelf lastig vindt het gesprek aan te gaan, omdat je niet goed weet hoe je met de emoties van de patiënt moet omgaan.

GENERALISEREN

Op grond van een enkele eigenschap of gebeurtenis vorm je je een oordeel over iemand. Wanneer iemand stil is in de groep en dit de vorige keer ook was, denk je al snel dat iemand altijd stil is.

EMOTIONELE BETROKKENHEID

Wanneer je iemand aardig vindt, heb je de neiging je bij de interpretatie van informatie over die persoon positief te laten beïnvloeden. Als er iets negatiefs over iemand wordt verteld, kun je dat haast niet geloven. Omgekeerd gaat dat ook op. Heb je een negatief beeld van iemand, dan kan die persoon bijna geen goed meer doen. Wat je waarneemt en hoe je dat interpreteert, wordt daardoor gekleurd.

STEREOTYPERING

Eigenschappen van een hele groep schrijf je toe aan individuele personen. Tot welke groep iemand hoort, bepaal je aan de hand van kenmerken van een groep. Bijvoorbeeld: je ziet een man lopen die opgemaakt is en je gaat er meteen van uit dat hij homofiel is.

GEVOELENS EN EMOTIES

De manier waarop je waarneemt en interpreteert, wordt beïnvloed door je emotionele toestand. Met andere woorden: voel je je niet prettig, dan zie je de dingen somberder in dan wanneer je je goed voelt. Zit je lekker in je vel, dan zie je de dingen meer van de zonnige kant.

VERDRINGING

Soms doet bepaalde informatie ons zo veel, dat we die informatie liever niet opnemen. Het kan te moeilijk zijn op dat moment. We schermen ons zo af dat we de informatie niet goed tot ons laten doordringen. Wat opvalt is dat we die informatie dan ook werkelijk niet opnemen.
Voorbeeld: huisarts Veer heeft met meneer Yilmaz besproken dat hij met roken moet stoppen. Als hij er bij de volgende controle op terugkomt, kijkt meneer Yilmaz hem verbaasd aan. Is dat werkelijk besproken?

MOTIVATIE

Als iemand ergens belangstelling voor heeft, zal deze persoon meer opnemen van de informatie dan in de vergelijkbare situatie zonder belangstelling.

3.6.4 De relatie tussen de zender en de ontvanger

Naast factoren die de waarneming kleuren, wordt het communicatieproces beïnvloed door de relatie tussen de zender en de ontvanger.
Het maakt verschil of je iets aan een klasgenoot wilt duidelijk maken of aan je docent. Met een vriendin praat je anders dan met een collega. De relatie tussen mensen kan belangrijker zijn dan de boodschap op zichzelf. We bedoelen daarmee dat de zender laat blijken in welke relatie hij tot de ontvanger wil staan. Of hoe de ontvanger zich door de boodschap dient te voelen (bijvoorbeeld: onzeker, bewonderd, gesteund, aardig, teleurgesteld).
De aard van de relatie tussen twee mensen is bepalend voor de manier waarop de boodschap uiteindelijk overkomt. Meestal gaat dat

non-verbaal. Denk eraan dat 65% van de communicatie wordt bepaald door non-verbaal gedrag.

3.6.5 De inhoud van de boodschap

Vergelijk de volgende manieren waarop een vraag aan je wordt gesteld:
- 'Wil jij die papieren even opruimen?'
- 'Als je tijd overhebt, zou je die papieren op kunnen ruimen, of zal ik het straks even doen?'
- 'Hee, jij daar, ruim die papieren op.'

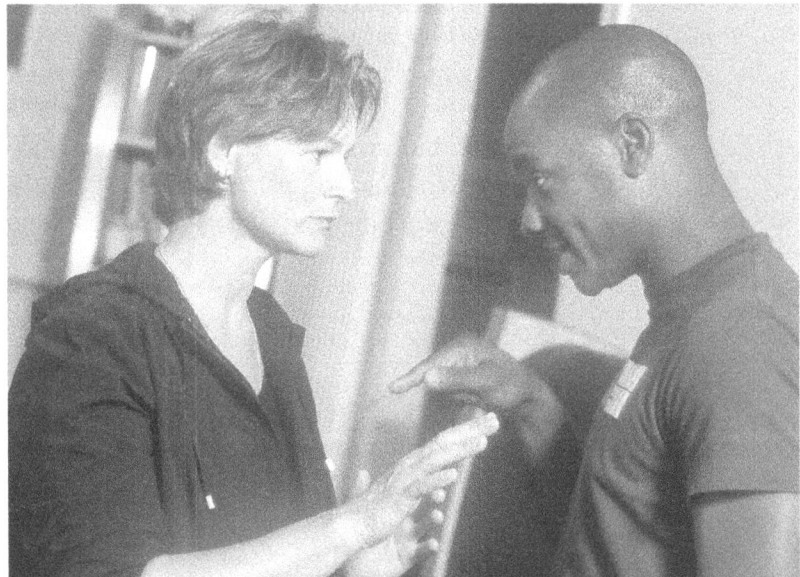

Figuur 3.3
In een gesprek kunnen de emoties soms hoog oplopen.

De manier waarop de zender de boodschap overbrengt, is doorslaggevend voor de ontvanger. Het geeft aan hoe de zender de ontvanger ziet en waardeert. De manier waarop een boodschap wordt overgebracht (stem, houding) 'kleurt' de relatie tussen zender en ontvanger.

3.7 Initiatief nemen tot het leggen van contact

Wanneer twee mensen met elkaar in contact komen, zullen beiden zich een eerste indruk van elkaar vormen. Er wordt waarschijnlijk op het uiterlijk van de ander gelet, of de ander wel of niet sympathiek overkomt en in welke mate men medewerking van de ander denkt te krijgen.
Het gedrag dat vervolgens ontstaat hangt met alle factoren van dit eerste contact samen.

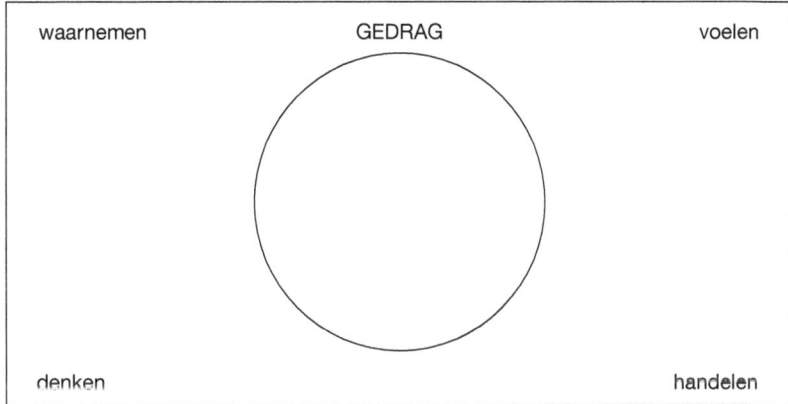

Figuur 3.4

Uitleg van de figuur
Situatie 1
Je neemt waar dat een cliënt binnenkomt en meteen aandacht wil. Je voelt je geïrriteerd, omdat je even iets wilt afmaken voor een andere patiënt. Je denkt: hij wacht maar even, en je gaat door met de handeling waarmee je bezig was.

De patiënt komt binnen en neemt waar dat de assistent aan het werk is achter haar beeldscherm. Op het moment dat de patiënt wat aan de assistent wil vragen, gaat de assistent zo mogelijk nog harder aan het werk. De patiënt denkt dat de assistent hem niet wil helpen en voelt zich geïrriteerd worden. Hij handelt door er wat van te zeggen.

Dit is een voorbeeld hoe een interactie tussen twee personen kan verlopen. De interactie is de wisselwerking tussen twee mensen: omdat jij iets zegt of doet, reageert een ander daarop. Op die reactie zal jouw reactie weer volgen, en zo verder.
We zullen dezelfde situatie anders uitwerken om te kijken wat er aan de interactie verandert.

Situatie 2
Je neemt waar dat een cliënt binnenkomt en meteen aandacht wil. Je denkt: laat ik die aandacht direct maar geven. Je handelt door de man te begroeten, legt hem uit dat je even iets voor een andere patiënt afmaakt en dat je hem graag zo wilt helpen. Aangezien de man niet meer om aandacht vraagt, voel je je prettig, omdat je je werk even kunt afmaken.

De patiënt komt binnen en neemt waar dat de assistent aan het werk is achter haar beeldscherm. Op het moment dat de patiënt wat aan de assistent wil vragen, richt ze zich tot hem. Ze begroet hem glimlachend en zegt dat ze even iets voor een andere patiënt afmaakt. Daarna wil ze hem graag helpen. De man denkt: ze weet in ieder geval dat ik sta te wachten en ik ben zo aan de beurt. Hij voelt zich ontspannen en gaat op een stoel in de wachtkamer zitten.

Het kan gebeuren dat tijdens de drukte van allerlei werkzaamheden, de normale beleefdheidsregels in de omgang met anderen worden overgeslagen. Het is bijvoorbeeld beleefd om iemand te begroeten die binnenkomt of om gedag te zeggen als iemand weggaat.
Zeker binnen de gezondheidszorg, waar de meeste patiënten of cliënten niet voor hun plezier een bezoek afleggen, is deze vorm van aandacht extra belangrijk. Iedereen wil gezien of gehoord worden. Daarnaast kan het gevoel van onzekerheid of kwetsbaarheid waarmee een bepaalde groep patiënten zich meldt, ertoe leiden dat ze vergeten dat ze een vraag wilden stellen of informatie nodig hadden.

Uit de voorgaande situatie is een aantal punten te halen die belangrijk zijn bij het leggen van contact:
- Je begroet de persoon die binnenkomt.
- Je kijkt de persoon aan.
- Je legt uit waarmee je bezig bent.
- Als je klaar bent geef je de aandacht en kom je terug op wat je hebt toegezegd.

In deze situatie is de assistent bezig als de patiënt binnenkomt. In veel gevallen zul je de persoon die zich meldt meteen kunnen helpen. Ook dan geldt: persoon begroeten, aankijken en vervolgens stel je een vraag. Bijvoorbeeld: 'Wat kan ik voor u doen?'

Naast de aandacht die je voor de persoon aan je balie hebt, is het ook belangrijk om op factoren te letten die je kunnen afleiden.

externe ruis

Denk bijvoorbeeld aan externe ruis. Lawaai of een collega die net een verhaal aan het vertellen is, kan je concentratie verstoren. Hierdoor kunnen, zoals je hebt gelezen, waarnemingsfouten worden gemaakt.
Als je merkt dat je wordt afgeleid, zorg dan dat de externe ruis vermindert of helemaal weg is. (Bijvoorbeeld een machine die lawaai maakt even uitzetten, je collega vragen of ze haar verhaal straks wil vertellen, de deur van de wachtkamer sluiten als dat kan.)

3.8 Gesprekstechnieken

In een praktijk of apotheek krijg je met veel verschillende mensen te maken: jonge en oude mensen, mannen en vrouwen. Daarnaast krijg je te maken met mensen met heel verschillende karakters. Denk aan geduldige, aardige, lastige, stugge, vriendelijke mensen. Mensen met heel verschillende ervaringen en verwachtingen, met heel verschillende voorgeschiedenissen.
Met wie je ook in gesprek bent, een aantal gesprekstechnieken is altijd belangrijk. Als je begrijpt hoe deze gesprekstechnieken werken en op welke momenten je ze kunt toepassen, zal dat een waar-

devolle aanvulling zijn op je contact met al die verschillende mensen.

drie gespreks-fasen

Elk gesprek heeft drie fasen: een begin, een midden en een eind.
Voor de beginfase geldt:
- Creëer een goede sfeer door je aandacht te richten op de ander en vriendelijk en belangstellend te zijn.
- Als je verwacht dat het gesprek enige tijd kan duren, stel dan vast hoeveel tijd er is voor het gesprek.
- Spreek (indien nodig) verwachtingen en doelen uit. Bijvoorbeeld: 'Dag mevrouw Jansen. U komt voor de driemaandelijkse controle van uw bloeddruk. We nemen hier tien minuten de tijd voor en het is de bedoeling dat ik, nadat ik uw bloeddruk gemeten heb, dit aan de dokter doorgeef. De dokter kan dan bekijken of uw medicatie moet worden aangepast.'
- Stem je taalgebruik af op dat van je gesprekspartner. Een patiënt zegt bijvoorbeeld: 'Ik ga door de grond van de pijn aan de kies achter in mijn mond.' Dan reageert de assistent: 'Sinds wanneer is de pijn zo erg dat u hiervan door de grond gaat?' En niet: 'Dus u heeft wat last van uw kies?'
- Stem je taalgebruik ook af op het niveau van je gesprekspartner. Praat niet over cystitis als je gesprekspartner het steeds maar over pijn bij het plassen heeft.

Voor de middenfase geldt:
- Maak gebruik van de volgende gesprekstechnieken: actief luisteren, vragen stellen, samenvatten. (Dit wordt toegelicht in subpar. 3.8.1 t/m 3.8.3.)
- Controleer of je gesprekspartner je nog kan volgen.
- Controleer hoe het gesprek ervoor staat: Welke punten zijn behandeld? Zijn jullie tevreden?

Voor de eindfase geldt:
- Controleer of het doel van het gesprek is behaald.
- Controleer of aan de verwachtingen is voldaan.
- Geef een korte samenvatting van het gesprek.
- Controleer of een vervolgafspraak noodzakelijk is.

3.8.1 Actief luisteren

Luisteren is belangrijk, omdat de verteller zijn verhaal kwijt kan (alleen dat kan al opluchten) en de luisteraar inzicht krijgt in de situatie van de ander. Hierbij is het belangrijk dat de inhoud van het verhaal duidelijk wordt, maar nog belangrijker is het te begrijpen welke emotie dat bij de ander oproept.

Elkaar in de rede vallen of meteen al adviezen geven, zijn voorbeelden van niet goed luisteren. De verteller zal niet altijd op een oplossing zitten te wachten. Luisteren is belangrijk, omdat er een sfeer van vertrouwen ontstaat waarbij emoties kunnen worden geuit. Daardoor zal de ander zich geaccepteerd en gewaardeerd voelen. Door te luisteren, door te proberen de gedachtegang van de ander te volgen, wordt de situatie voor beiden duidelijker. Iemand is daardoor vaak al zelf in staat een oplossing te vinden voor zijn problemen.

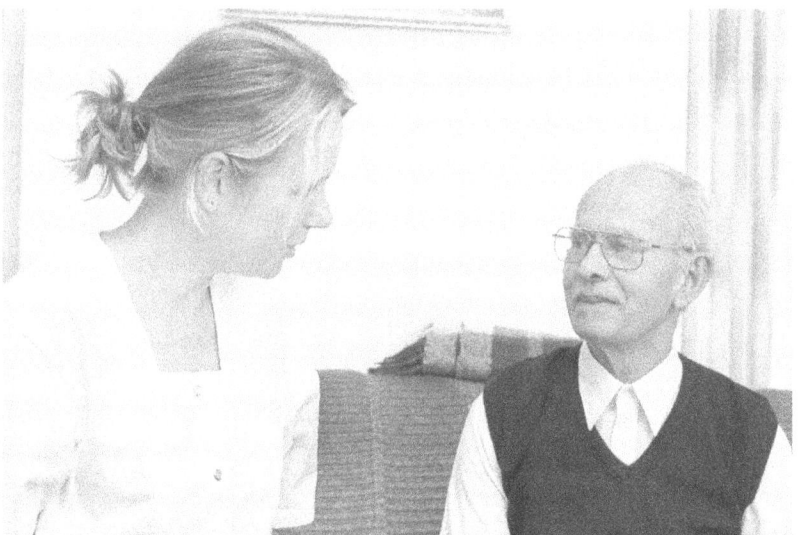

Figuur 3.5
Goed luisteren bevordert een goede communicatie.

Je kent allemaal mensen naar wie je graag toe gaat als er iets van belang is gebeurd en je wilt dat vertellen. Je merkt al snel of de ander werkelijk belangstelling voor je verhaal heeft. Iemand die luistert, stimuleert je tot verder vertellen.

luisteren meer dan alleen aanwezig zijn

Kennelijk is er meer nodig om te luisteren naar iemand dan alleen aanwezig zijn. Wanneer luistert iemand naar een ander? Waardoor krijgt iemand de indruk dat er niet wordt geluisterd? Hoe luister je zelf?

WAT IS ER NODIG OM TE LUISTEREN?

Bijvoorbeeld: Karin werkt bij de orthodontist. Vandaag is het veel drukker dan anders. Een van de kinderen, Kees, komt bij haar zitten, kennelijk zit hem iets erg hoog. 'Als je even wacht tot ik deze kaart heb ingevuld dan heb ik tijd voor je', zegt ze tegen Kees.

Het begint ermee dat je bereid moet zijn tijd vrij te maken voor de ander, zoals Karin in het voorbeeld doet.
Daarnaast moet je proberen te horen welke gevoelens de verteller uit. Over deze gevoelens hoef je geen mening te hebben. Het enige wat nodig is, is *respect* voor de gevoelens van de ander om goed te kunnen luisteren. Niet iedereen ervaart de dingen precies zoals jij dat doet. Daarvoor is het nodig dat je *de ander accepteert* zoals die is. Echt luisteren naar iemand aan wie je een hekel hebt, is heel moeilijk. Zou Karin een hekel hebben aan Kees, dan had ze misschien niet zo gemakkelijk tijd vrijgemaakt voor hem om naar zijn verhaal te luisteren.

Kees wil aan Karin vertellen dat hij geen beugel meer wil, omdat hij er op school mee geplaagd wordt. Het zit hem kennelijk zo hoog, dat het geregeld op vechtpartijtjes uitloopt. Karin vindt het dragen van een beugel echter nuttig en zinvol voor Kees.
Soms kun je je niet voorstellen dat een ander zich zo druk maakt om iets. Toch zal Karin moeten proberen te begrijpen waarom Kees met vechten zijn probleem oplost, voordat ze hem laat merken dat ze dat misschien niet zo'n goede oplossing vindt.

HOE LAAT JE MERKEN DAT JE LUISTERT?

Karin laat merken dat ze actief luistert naar Kees door:
- de *tijd* voor hem te nemen. Ze zegt dan ook tegen Kees: 'Als je even wacht tot ik deze kaart heb ingevuld, dan heb ik tijd voor je';
- Kees *aan te kijken* terwijl ze met elkaar praten;
- haar *houding*: ze gaat er echt voor zitten en doet intussen geen andere dingen;

- zo nu en dan te knikken of ja te zeggen. Ook door haar gezichts-uitdrukkingen zal ze hem aanmoedigen door te gaan met vertellen;
- als ze iets niet goed begrijpt of er meer over wil weten, vraagt ze om verduidelijking;
- af en toe in haar eigen woorden samen te vatten wat Kees heeft gezegd. Door de samenvattingen kan ze controleren of dat wat ze gehoord heeft ook is wat Kees wilde vertellen.
- gevoelens te benoemen, zo kan ze meteen controleren of het klopt dat ze bepaalde emoties bij Kees of in het verhaal van Kees ervaart;
- niet alleen op de woorden van Kees te letten, maar ook op de wijze waarop hij het vertelt. Hoe is de non-verbale communicatie;
- niet met haar eigen opvattingen, gedachten, ideeën en gevoelens te komen over het dragen van een beugel. Het gaat er immers om hoe Kees het ervaart en hoe hij het vindt;
- Kees de tijd en ruimte te laten om na te denken, zodat er zo nu en dan een stilte kan vallen.

Wees niet bang voor stilten in dit soort gesprekken. Over het algemeen hebben we de neiging stilten te vullen met nieuwe vragen. Het effect is echter dat Kees minder ruimte heeft om te antwoorden en steeds korter in zijn reacties zal zijn.

> Praktijkvoorbeeld
> Een jonge vrouw komt opvallend vaak langs in de apotheek om huismiddeltjes te halen. Soms wel twee keer per dag. Elke keer stelt ze vragen over haar dochtertje van 15 maanden. Ze wijst op plekken en somt allerlei kwalen op. De assistent heeft de vrouw al meerdere keren naar de huisarts verwezen: als ze echt ergens ongerust over is, kan de eigen arts er beter even naar kijken. De vrouw lijkt het niet te willen horen en komt de volgende dag gewoon weer.
> Vandaag neemt één assistent de vrouw en haar dochtertje even apart. Ze zegt dat het haar opvalt dat de vrouw zo vaak komt. Het gesprek gaat als volgt:
> Ass.: 'Hoe gaat het met u?'
> Vrouw: 'Met mij gaat het goed.'
> Ass: 'Hoe gaat het met uw dochtertje?'
> Vrouw: 'Ik denk niet goed.'

Ass: 'Waarom denkt u dat het niet goed gaat?'
Vrouw: 'Ze heeft steeds last van kleine dingetjes. Het is denk ik niet belangrijk genoeg om ermee naar de huisarts te gaan. Maar het kind van mijn zusje is met 13 maanden overleden en dat begon met een gewone verkoudheid. Niemand merkte dat er wat aan de hand was.'
Ass: 'Dus u maakt zich zorgen om de gezondheid van uw dochtertje omdat ze kleine klachten heeft, maar u bent bang dat ze net als het kindje van uw zusje iets veel ernstigers mankeert?'
Vrouw: 'Ja, dat is zo.'
Ass: 'Ik denk dat het belangrijk is om dit verhaal voor te leggen aan de huisarts.'
Vrouw: 'Vindt zij me dan niet raar?'
Ass: 'Natuurlijk niet, het is ook niet niks om een neefje te verliezen.'
Vrouw: 'Ik zal een afspraak maken, bedankt.'

Een ander moment om het actief luisteren in te zetten, is als je merkt dat een gesprek vastloopt. Er gaat een conflict ontstaan, er is een spanning die niet weggepraat kan worden, de ander wil niet luisteren.
Door de gevoelens van de ander te benoemen en een korte samenvatting van het gebeuren te geven, geef je een nieuwe impuls aan het gesprek. Bijvoorbeeld: een man staat woedend aan de balie te schelden dat hij geen afspraak voor vandaag kan krijgen. Een assistent die zegt: 'Het spijt me, maar de agenda staat nu eenmaal vol', krijgt minder vat op de man dan de assistent die zegt: 'Ik kan me voorstellen dat u hier heel boos van wordt. Vooral als u van huis bent gegaan met het idee dat u vandaag gezien zou worden.'

WANNEER IS ACTIEF LUISTEREN GEDOEMD TE MISLUKKEN?

Soms willen de gesprekspartners niet praten; ze verzetten zich tegen onderzoekende vragen. Ze willen pas praten wanneer ze erop vertrouwen dat wat ze zeggen geaccepteerd wordt. Sommige mensen willen niets liever dan dat hun privacy wordt gerespecteerd.

Soms ben je niet in staat om actief te luisteren. Bijvoorbeeld als je het te druk hebt, net een vervelend gesprek achter de rug hebt of wacht op een belangrijk telefoontje. Laat het actief luisteren dan achterwege. De ander zal zich toch niet uitgenodigd voelen iets van zijn gevoelens mee te delen.

Je kunt wel benoemen dat je begrijpt hoe de ander zich voelt en uitleggen in welke situatie je zelf zit.

3.8.2 Het stellen van open en gesloten vragen

In een gesprek maken we veel gebruik van vragen. We stellen vragen om informatie te krijgen. Vragen stel je als er iets nog niet aan de orde is geweest, wat volgens jou nog wel aan de orde moet komen. De manier waarop vragen worden gesteld, is essentieel.

gesloten vragen

Gesloten vragen zijn vragen waarop je met ja, nee of misschien kunt antwoorden. Bijvoorbeeld: Was deze opleiding je eerste keus? Het antwoord is kort en krachtig.

open vragen

Open vragen zijn vragen waarbij je vrij bent in hoe je antwoordt en wat je antwoordt. Deze vragen beginnen vaak met: wat, hoe, welke, wie. Bijvoorbeeld: Hoe heb je de keuze voor de vervolgopleiding gemaakt?

Het is belangrijk dat je weet wat je met de vragen die je stelt, wilt bereiken. Als je iemands eigen mening of verhaal wilt horen, is het stellen van open vragen van belang (bijvoorbeeld: 'Wat is er gebeurd?').

Als je weinig tijd hebt of je wilt heel specifieke informatie hebben, stel je een gesloten vraag (bijvoorbeeld: 'Heb je de brieven al opgeruimd?').

Wees je bewust dat je ook op een suggestieve manier vragen kunt stellen. Bij een suggestieve vraag heb je een bepaald idee, je verwacht een bepaald antwoord en in die richting stuur je de vraag. Je suggereert de gesprekspartner hoe hij moet denken. Een voorbeeld is de volgende vraag aan iemand die net een grote geldprijs heeft gewonnen: 'Je gaat nu zeker wel een wereldreis maken?' Als je werkelijk wilt weten wat die persoon met zijn geldprijs gaat doen, kun je beter een open vraag stellen: 'Wat ga je met je gewonnen geld doen?'

3.8.3 Een gesprek samenvatten

Net zo belangrijk als het stellen van vragen, is het geven van een samenvatting. Een samenvatting is een beknopte weergave van een gedeelte van het gesprek. Het is eigenlijk een soort rustpunt in een gesprek; er komt niets nieuws aan de orde, maar wat al gezegd is, wordt nog eens op een rijtje gezet.

Een samenvatting houd je zo kort mogelijk, maar wel volledig. Wacht niet tot je de draad van het verhaal kwijt bent. Zeg niet letterlijk na wat de ander heeft gezegd, maar zeg het in je eigen woorden. Geef geen oordelen in je samenvatting, maar houd je aan het verhaal dat je gesprekspartner vertelt.

Het is niet altijd nodig dat je zelf een samenvatting geeft, je kunt ook aan je gesprekspartner vragen om een korte weergave van het verhaal.

functies van samenvatten

De functies van het samenvatten zijn:
- Het is een controle voor jezelf, om na te gaan of je de ander werkelijk goed begrepen hebt.
- Je moet goed luisteren, omdat je anders niet kunt weergeven wat al is gezegd.
- Je brengt een ordening aan in het verhaal: dit is de hoofdzaak van wat je verteld hebt en dit zijn de bijzaken.
- Het geeft de gesprekspartner de gelegenheid om terug te horen wat hij wel of nog niet verteld heeft. Bovendien kan het terughoren van het eigen verhaal tot nieuwe inzichten leiden.
- Door het actief luisteren toe te passen, kun je horen (en in de samenvatting benoemen) wat iemand voelt en wat de inhoud van het verhaal is. (Kees zegt dat de tandarts stom is, omdat hij een beugel moet dragen. In je samenvatting kun je benoemen dat Kees boos is, omdat hij een beugel moet dragen en dat hij de tandarts daarvan de schuld geeft.)

3.9 Gespreksvormen

Praktijkvoorbeeld
Een patiënte meldt zich aan de balie van een apotheek.
Nazrien, de assistent, loopt naar de patiënte toe en zegt: 'Goedemorgen, wat kan ik voor u doen?'
De patiënte zegt dat ze informatie wil over 'vetpillen'. Nazrien begrijpt het niet helemaal, maar luistert actief en vraagt net zo lang door, tot ze weet dat de patiënte informatie wil over cholesterol. De patiënte heeft spotjes op televisie gezien (Let op vet) en ze wil weten of ze pillen tegen een te hoog cholesterol kan slikken.
Nazrien neemt even tijd voor de vrouw en probeert erachter te komen welke informatie de patiënte wel en niet heeft over cholesterol. Vervolgens geeft ze informatie over het cholesterolgehalte en mensen die tot de risicogroep behoren. Als blijkt dat de vrouw familie heeft met hartproblemen, raadt Nazrien de vrouw aan een afspraak met haar huisarts te maken.

Hoe verloopt een gesprek als er advies of voorlichting van je wordt verwacht? Of als je slecht nieuws aan een patiënt moet vertellen? Of hoe reageer je als je iemand wil vertellen dat je last hebt van diens gedrag? Hiervoor zijn gespreksvormen die je de mogelijkheid geven het gesprek in bepaalde banen te leiden. Het helpt je om je niet te laten leiden door je eigen gevoelens, maar om steeds helder voor ogen te hebben in welke fase een gesprek zit en wat daarin of daarna nodig is. In de huisartsen-, tandartspraktijk of in de apotheek geef je zo duidelijk mogelijk advies of voorlichting over te gebruiken middelen en de effecten daarvan. Je houdt daarbij voor ogen wat je doel voor deze patiënt of cliënt is. Hoe duidelijker je verhaal, hoe beter de patiënt of cliënt kan beoordelen of hij of zij dit wil. Dat geldt natuurlijk ook voor het geven van informatie over een gezonde leefwijze. Een patiënt/cliënt beslist hierover op basis van voorlichting of adviezen die hij van de assistent krijgt.
De volgende gespreksvormen komen hierna aan bod:
- het voorlichtingsgesprek;
- het adviesgesprek;

- het slechtnieuwsgesprek;
- feedback.

3.9.1 Het geven van voorlichting

Voorlichting is een vorm van communicatie, waarbij bewust en systematisch wordt geprobeerd informatie over te dragen, teneinde de ander in staat te stellen zich over een concrete situatie zelfstandig en bewust een oordeel te vormen.

drie doelstellingen

Als je met een voorlichtingsgesprek begint, concentreer je je op de doelstelling van het gesprek. Het kan gaan om de volgende drie doelstellingen:
1 kennisvermeerdering (37,5 graden Celsius is verhoging en geen koorts);
2 houdingsverandering (toegenomen interesse/betrokkenheid, een probleem serieus nemen of accepteren); bijvoorbeeld spotjes op televisie of folders in de wachtkamer die gaan over 'Let op vet';
3 gedragsverandering (bijvoorbeeld stoppen met roken, dagelijks flossen, regelmatige inname medicijnen).

Het heeft geen zin een patiënt te zeggen te stoppen met roken, als hij geen kennis heeft over de schadelijke gevolgen van roken. Als een patiënt die kennis wel heeft, maar het interesseert hem niet, dan is je voorlichting gericht op houdingsverandering. En als de patiënt geïnteresseerd is, is de voorlichting gericht op gedragsverandering en stel je een actieplan op. Dat kan samen met de patiënt.

Als je met een patiënt in gesprek gaat, probeer dan te achterhalen aan welke informatie de patiënt behoefte heeft en hoeveel voorkennis hij al heeft. Zoals bij de gesprekstechnieken (par. 3.8) al is beschreven: stem je woorden en het niveau van je voorlichting af op je gesprekspartner. Voorlichters gaan soms te snel en geven al antwoord voor de vraag goed en wel is gesteld. Luister aandachtig en controleer of je de vraag goed hebt begrepen. Doorvragen kan belangrijk zijn. Houd de mogelijkheid open voor de patiënt om na de aanvankelijke vraag nog andere vragen te stellen. Houd rekening met de patiënt door gelegenheid te geven om te reageren. De omgeving waar het gesprek plaatsvindt, is ook belangrijk: is er genoeg rust en ruimte voor een gesprek?

Je kunt mondeling voorlichting geven of schriftelijk, in de vorm van folders en brochures. Het voordeel van mondelinge voorlichting is dat het om tweezijdige communicatie gaat: je kunt waarnemen hoe een patiënt reageert op de voorlichting. Het nadeel is dat misschien niet alles wordt onthouden. Het voordeel van schriftelijke voorlichting is, dat de patiënt de informatie rustig kan doorlezen en herlezen als dat nodig is. Het nadeel is dat de patiënt niet direct een vraag kan stellen naar aanleiding van de voorlichting.

De beste voorlichting geef je door én een gesprek met de patiënt te voeren én schriftelijke informatie mee te geven. Mensen onthouden 10% van wat ze horen, 35% van wat ze zien, 55% van wat ze horen en zien, 70% van wat ze zelf zeggen, 90% van wat ze zelf zeggen en doen.

3.9.2 Het adviesgesprek

Advies is het geven van raad. Wanneer geef je advies? Als patiënten hierom vragen. Deze aanpak werkt niet als er een crisis is, of als jij veel meer weet over het probleem en de oplossing dan de vragensteller.

stappen in adviesgesprek

In een adviesgesprek volg je verschillende stappen.
- *Voorfase.* In de eerste fase maak je een inschatting waar het over gaat: Wat voor soort probleem is het? Hoeveel tijd vraagt dit gesprek? Ben jij degene die advies kan geven?
- *Probleemverheldering.* Wat je zelf van het probleem denkt, doet in deze fase nog niet ter zake. Je hoeft alleen maar actief te luisteren, samen te vatten en vragen te stellen als iets niet duidelijk is. De vragen sluiten aan bij het verhaal van de ander.
- *Probleemherdefiniëring.* Geef een samenvatting van wat je hebt gehoord en probeer inzicht te geven in de samenhang van het probleem.
- *Probleemoplossing.* Is advies werkelijk nodig? Al vertellen mensen over een situatie waar ze mee zitten, dan betekent dit niet dat ze altijd advies willen. Wat kun je wel doen? Je kunt in ieder geval samen met de ander zoeken naar mogelijke oplossingen. Stel vragen als:
  · Wat heb je zelf al gedaan aan het probleem? Hoe ging dat? Wat was goed aan die aanpak en wat niet?

- Aan welke oplossingen denk je? Welke voor- en nadelen zijn er aan die oplossingen verbonden?
- Wat lijkt je de beste of de minst slechte oplossing?

In een aantal gevallen komt uit dit soort vragen een oplossing naar voren.

Praktijkvoorbeeld
Patiënt: 'M'n kind slaapt de laatste tijd zo slecht.'
Assistent: 'Wat is je vraag precies?'
Patiënt: 'Ik wil graag je advies.'
Assistent: 'Sinds wanneer slaapt je kindje slecht?'
Patiënt: 'Sinds mijn man een week op zakenreis is geweest. Ik heb het idee dat ze denkt dat we zomaar weggaan of wegblijven. Ze is pas 2, dus ik kan het ook niet goed bespreken met haar.'
Assistent: 'Dus je denkt dat je dochter door de reis van je man slecht slaapt, omdat ze bang is dat jullie misschien weggaan. Als ik het goed begrijp is er geen sprake van een lichamelijk probleem en vraag je je af of het een probleem is waaraan je aandacht moet besteden. Klopt dat?'
Patiënt: 'Ja, dat klopt wel. Misschien gaat het vanzelf over. Maar ik weet niet of ik haar nu wat beter moet begeleiden bij het slapen gaan. Of dat we wat ontspanningsoefeningen moeten doen of zo.'
Assistent: 'Dus je probeert in te schatten of je door actief iets te doen, iets zou kunnen veranderen aan het slechte slapen van je dochter?'
Patiënt: 'Ja precies. Ik zou het mezelf verwijten als ik nu iets niet doe, wat haar wel zou kunnen helpen.'
Assitente: 'Wat heb je zelf tot nu toe al geprobeerd?'
Patiënt: 'Als ze wakker schrikt, en dat kan wel acht keer per nacht zijn, gaan we eruit om haar te laten merken dat we thuis zijn. Meestal valt ze dan binnen tien minuten weer in slaap.'
Assistent: 'Helpt dit je dochter?'
Patiënt: 'Ja, dat denk ik wel.'
Assistent: 'Nou, het klinkt wel goed. Volgens mij pak je dit op de juiste manier aan. Als je hier verder vragen over hebt, zou je

ook nog contact kunnen opnemen met de pedagogische adviselijn in deze plaats.'
Patiënt: 'Dus ik hoef hier niet mee naar de dokter? Of medicijnen voor te halen?'
Assistent: 'Nee, dat hoeft niet. Als het probleem verandert, kun je altijd weer contact met me opnemen.'
Patiënt: 'Nou, bedankt voor je advies.'
Assistent: 'Graag gedaan.'

Deze aanpak werkt niet als er een crisis is, of als jij veel meer weet over het probleem en de oplossing dan de vragensteller. Let erop als je advies geeft, dat je verbaal of non-verbaal toestemming hebt gekregen.
Ook hier geldt weer: geef een samenvatting van de feiten die je hebt gehoord.
Komt er verzet, schakel dan over naar actief luisteren en geef een samenvatting van de bezwaren. Laat blijken dat je de verantwoordelijkheid voor het opvolgen van adviezen bij de patiënt zelf laat. (Anders praat je niet over adviseren, maar over overtuigen.)

Praktijkvoorbeeld
Assistent: 'Het is belangrijk dat u de medicijnen slikt volgens de aanwijzingen die u gekregen hebt.'
Patiënt: 'Ja, ik ben niet gek!'
Assistent: 'Ik kan me voorstellen dat u het vervelend vindt als ik dit zo expliciet tegen u zeg.'
Patiënt: 'Ja, nogal. Ik ben geen kind.'
Assistent: 'Nee, dat bent u zeker niet. Ik geef dit advies alleen omdat u klaagt over steeds terugkerende maagpijn. Ik denk dat dat komt omdat u de medicijnen tegelijk inneemt.'
Patiënt: 'Dus ik moet mijn medicijnen niet door elkaar slikken?'
Assistent: 'Nee, dat klopt. Zal ik u uitleggen waarom niet?'
Patiënt: 'Dat is goed.'
Assistent: 'Als u de medicijnen tegelijk inneemt, maakt de werking van het ene medicijn de werking van het andere me-

> dicijn ongedaan. In feite slikt u dan het ene medicijn voor niets. Dat gaat ten koste van uw gezondheid.'
> Patiënt: 'Nou bedankt voor dit advies. Ik wist dat niet en ik hoop dat ik nu van mijn maagklachten af ben.'

3.9.3 Het slechtnieuwsgesprek

De meeste mensen hebben een hekel aan het brengen van slecht nieuws. Soms wordt het brengen van het slechte nieuws uitgesteld, soms wordt het via een omweg gebracht of het wordt gebracht en onmiddellijk goedgepraat.

De theorie over het brengen van slecht nieuws is heel simpel: klap uitdelen – klap opvangen. De praktijk is echter veel moeilijker. Het komt er in een slechtnieuwsgesprek op aan een evenwicht te vinden tussen duidelijkheid enerzijds en begrip voor de emoties van de patiënt anderzijds. We bespreken de opeenvolgende fasen in een slechtnieuwsgesprek.

FASE 1 MEDEDELEN VAN HET SLECHTE NIEUWS

Na een korte inleiding start het gesprek direct met het mededelen van de boodschap. De manier waarop je het zegt, laat blijken dat je wilt meeleven.

Assistent: 'Ik ben bang dat ik slecht nieuws voor u heb. De behandeling van vorige keer is niet goed aangeslagen en we zullen dezelfde behandeling vandaag opnieuw moeten doen.'

Begin niet met uitleggen waarom de behandeling niet goed aangeslagen is. Geef de patiënt de gelegenheid eerst even tot zich te laten doordringen wat je mededeling voor hem betekent. Dan volgt fase 2.

FASE 2 VOLG DE ANDER IN ZIJN REACTIE

Er kunnen allerlei emoties komen. Van woede tot verdriet, van wanhoop tot schuld. Gun de ander de tijd om de boodschap tot zich te laten doordringen. Luister actief. Je taak is de ander te helpen zijn gevoelens te uiten.

FASE 3 HET ZOEKEN NAAR OPLOSSINGEN

Als de emotie van het slechte nieuws enigszins is gezakt, kan de patiënt vragen naar het vervolg. Soms is de emotie nog zo hevig, dat deze fase pas veel later aan de orde is. Als de assistente vanuit haar deskundigheid de juiste oplossing voor de situatie kent, dan geeft ze die. Als het om een situatie gaat waarbij de patiënt actief kan meedenken, kan samen naar een oplossing worden gezocht. Je stelt vragen, die ook aan de orde zijn geweest in het adviesgesprek (subpar. 3.9.2):
– Aan welke oplossingen denk je? Welke voor- en nadelen zijn er aan die oplossingen verbonden?
– Wat lijkt je de beste of de minst slechte oplossing?
– Zijn er dingen die je al geprobeerd hebt, of die je zou willen uitproberen?

In een aantal gevallen komt uit dit soort vragen een oplossing naar voren.

3.9.4 Omgaan met feedback

Wanneer je iemand laat weten hoe je zijn gedrag ervaart en wat voor invloed dat op jou heeft, noemen we dat feedback. De feedback kan gaan over gedrag dat je lastig vindt of over gedrag waarover je juist positief bent. Als je je bijvoorbeeld stoort aan iemands gedrag, is het geven van feedback een manier om ongewenst gedrag onder de aandacht te brengen. Als je inzicht in je eigen gedrag wilt, kun je om feedback vragen. Pas als je op storend gedrag wijst, of gewezen wordt, kun je er wat aan veranderen. Feedback is iets anders dan kritiek geven. Kritiek bevat een waardeoordeel, feedback gaat over het effect van iemands gedrag op een ander; het is een kans om te leren. De grote waarde van feedback is dat het duidelijkheid schept naar elkaar. Misverstanden en onduidelijkheden krijgen zo minder kans. Zowel zender als ontvanger heeft hiervan voordeel. Beiden komen zo meer over zichzelf en over de ander te weten. Belangrijk is dat ieder zich openstelt voor het geven en krijgen van feedback.

feedback geven

Feedback kun je op verschillende manieren geven:
- bewust (door bijvoorbeeld te knikken), of onbewust (bijvoorbeeld gapen);
- verbaal (met woorden) of non-verbaal (niet aankijken);
- uit jezelf of op verzoek.

Door feedback te geven kun je:
- positief gedrag stimuleren;
- negatief gedrag corrigeren;
- de relatie tussen mensen verduidelijken.

Belangrijk bij het geven van feedback is het volgende:
1 Beschrijf concreet gedrag. Ga daarbij uit van de feiten, zonder deze te interpreteren of te beoordelen. Bijvoorbeeld: zeg dat het je opvalt dat je collega een kwartier langer pauze neemt dan met elkaar is afgesproken. Zeg niet dat ze zeker geen zin heeft om te werken;
2 Gebruik ik-boodschappen. Je zegt wat jij ervan vindt, hoe jij je erbij voelt en wat voor reacties het bij jou oproept. Bijvoorbeeld: 'Het irriteert mij dat je zo lang pauze neemt, want daardoor komt veel administratie niet af. Als ik morgen aan het werk ga, moet ik eerst nog veel werk van vandaag doen en daar baal ik van';
3 Geef feedback op gedrag zo kort mogelijk na een gebeurtenis. Anders heb je kans dat de ander niet weet waarover je het hebt. Daarnaast is het mogelijk dat je zelf je emoties opkropt, waardoor deze een te zwaar accent kunnen krijgen. Bijvoorbeeld direct na een pauze: 'Het irriteert mij dat je bij elke pauze een kwartier langer blijft zitten dan we afgesproken hebben';
4 Feedback moet gaan over gedrag dat iemand kan veranderen, anders kan hij er niets mee en heeft feedback geven geen zin. Zeg bijvoorbeeld niet dat je het storend vindt dat je collega stottert;
5 Geef niet te veel feedback ineens. Als je met je collega praat over het feit dat ze haar pauze met een kwartier verlengt, benoem er dan niet meteen bij dat het je opvalt dat ze maar tien brieven per dag invoert en dat ze haar mening nooit geeft tijdens de vergaderingen;
6 Zeg het zo dat de ander ruimte heeft om te reageren. Dit geldt voor:
7 de tijd die je neemt voor de feedback (niet meteen weglopen, de ander moet erop kunnen reageren);

8 de wijze waarop je het verwoordt (zonder interpretaties, de ander moet kunnen aangeven wat de reden voor het gedrag is);
9 je eigen houding: sta open voor de reactie van de ander (dus niet zo hoogmoedig dat de ander schroom heeft om te reageren);
10 Dring je informatie niet op (als de ander echt niet openstaat voor de feedback, laat het dan rusten en kom er een andere keer op terug).

Praktijkvoorbeeld
Een groep collega's van een grote huisartsenpraktijk midden in Den Haag heeft elke maand een werkoverleg. Iedereen is daarbij aanwezig: parttime assistenten, fulltime assistenten, artsen, de praktijkondersteuner en de boekhouder. Een van de assistenten ergert zich aan een collega. Telkens als meningen worden gevraagd, onthoudt ze zich van commentaar. De assistent besluit het te bespreken. Ze spreken een tijdstip af, trekken er twintig minuten voor uit en gaan in een rustig hoekje van de praktijk zitten. Het gesprek gaat als volgt:
Ass. A: 'Het stoort me dat je niets zegt als je mening wordt gevraagd tijdens het werkoverleg. Ik krijg daardoor het gevoel dat ik de mening van anderen ook moet verwoorden.'
Ass. B: 'Ik wist niet dat het iemand opviel, dat ik niets inbracht.'
Ass. A: 'Hoe komt het dat je niets zegt tijdens het werkoverleg?'
Ass. B: 'Ik heb nooit tijd om de stukken van tevoren te lezen en heb dus ook geen mening kunnen vormen.'
Ass. A: 'Zou je het wel willen?'
Ass. B: 'Ja, maar dan moet ik tijd op mijn werk krijgen om die stukken te lezen.'
Ass. A: 'Okee, voor het werkoverleg begint, krijg je een half uur de tijd om je voor te bereiden.'
Ass. B: 'Dat is goed, dan zal ik mijn mening geven tijdens het werkoverleg!'

Voorwaarde voor het geven van feedback is dat er een sfeer van vertrouwen en veiligheid is, zowel voor het geven als voor het ontvangen van feedback. Ook moeten beiden feedback zien als een mogelijkheid om de communicatie met elkaar te verbeteren en moet je van elkaar willen leren.

Johari Window

Feedback gaat over gedrag. We kunnen daarbij vier deelgebieden onderscheiden. Deze staan in het schema, het zogeheten 'Johari Window'.

De deelgebieden zijn:
1 de 'vrije ruimte': het gedrag van onszelf dat wij en anderen goed kennen en waarvan we ons bewust zijn. Voorbeeld: je kunt je gedachten niet goed onder woorden brengen en de anderen merken dat omdat je je onduidelijk uitdrukt;
2 de 'blinde vlek': gedragingen van onszelf die anderen wel waarnemen, maar waarvan jij je zelf niet bewust bent. Je bent zelf bijvoorbeeld in de veronderstelling dat je op een aardige wijze taken verdeelt, maar achter je rug hebben ze het over je gebiedende gedrag;
3 het 'verborgen gebied': je weet het van jezelf, maar anderen weten het niet van jou. Je vindt het bijvoorbeeld eng om iets aan de balie uit te leggen en je begeleidster weet dat niet;
4 het 'onbekende zelf': gaat over dat stuk van jezelf dat noch aan jou noch aan anderen bekend is. Je bent bijvoorbeeld bang om niet aardig gevonden te worden, dus sloof je je enorm uit om dit te voorkómen. Het werkt vaak onbewust en de reden zal ook vaak niet bewust ervaren zijn. (In dit geval kan het zijn dat iemand je in je vroege jeugd verlaten heeft en dat je dacht dat het kwam omdat je niet aardig genoeg was.)

	Bekend aan jezelf	Onbekend aan jezelf
bekend aan anderen	*vrije ruimte*	*blinde vlek*
onbekend aan anderen	*verborgen gebied*	*onbekende zelf*

Figuur 3.6

Door elkaar informatie te geven over gedragingen wordt voor beiden, zowel degene die feedback geeft als degene die feedback ontvangt, de vrije ruimte groter en de blinde vlek kleiner. Ook kan het 'verborgen gebied' worden verkleind.

Feedback zegt niet alleen iets over degene voor wie de feedback is bedoeld, maar ook over degene die de feedback geeft.
Stel je voor dat je tegen je collega zegt dat je het vervelend vindt dat ze je steeds in de rede valt. Je zegt daarmee iets over haar gedrag, maar ook over jouw eigen gedrag. Jij laat je steeds in de rede vallen. Je laat daarmee iets van je 'verborgen gebied' zien aan je collega; bijvoorbeeld dat je terughoudend bent in een gesprek met haar.

Door feedback krijg je zicht op een aantal gedragingen van jezelf en het effect daarvan op anderen. Je krijgt daardoor de mogelijkheid je gedrag zo te laten als het is of het te veranderen. Wanneer de communicatie steeds duidelijk is, bijvoorbeeld omdat wordt uitgesproken wat je lastig vindt in de samenwerking of wat je van elkaar waardeert, zal dat de samenwerking ten goede komen. Het getuigt van meer collegialiteit je collega met behulp van feedback aan te spreken, dan achter zijn of haar rug te roddelen wat je werkelijk van deze persoon vindt. Het zal de positieve werksfeer ten goede komen.

3.10 Omgangsvormen

Iedereen heeft bepaalde verwachtingen en ideeën over het gedrag van de ander. Je hebt je eigen opvattingen over wat goed of fout is. Je hebt al kunnen lezen dat je verwachtingen en opvattingen te maken hebben met de persoon die je bent, wat je geleerd hebt in de loop van je leven, wat je ervaringen zijn, wat je achtergrond is.
Als assistent kom je met al die verschillende mensen in aanraking. Die mensen hebben eveneens verwachtingen over jouw handelen.

Zoals je wel begrepen zult hebben, speelt de interne ruis een rol bij het interpreteren van al je waarnemingen. Het is belangrijk jezelf te kennen, zodat je weet wanneer deze interne ruis een te grote rol gaat spelen bij je interpretaties.

Je leert jezelf kennen door je bewust te worden van je normen en waarden, maar ook door de interactie of gesprekken met andere mensen eens te overdenken. Wat kan hiervan de functie zijn?

functie van zelfobservatie

– Je kunt je ervan bewust worden wat voor gevoelens je precies hebt bij bepaalde personen.
– Je leert begrijpen hoe je met bepaalde gevoelens omgaat.
– Je leert beter begrijpen hoe je tot bepaalde besluiten of uitspraken komt.
– Je leert begrijpen waarom je in bepaalde situaties of met bepaalde personen problemen hebt.
– Je leert eigen reactiepatronen te herkennen; bijvoorbeeld dat je met je pen gaat tikken als je zenuwachtig wordt.

Het gevolg van deze zelfobservatie kan zijn dat je objectiever naar anderen kunt kijken, omdat je de dingen die bij jezelf horen (dus niet bij een ander) eerder zult herkennen. Je wordt je meer bewust van jezelf en wat nodig is voor je eigen ontwikkeling. Welk doel wil je bereiken en op welke wijze ga je hieraan werken?

gedragskenmerken

Naast zelfobservatie is er nog een aantal gedragskenmerken die deel zouden moeten uitmaken van de basishouding van een assistent:
1 invoelingsvermogen: dit is de belangrijkste intentie om een ander goed te kunnen begrijpen. Het gaat er niet om hoe je zelf met een situatie zou omgaan of hoe je jezelf zou voelen, maar het gaat erom te begrijpen hoe de ander met de situatie omgaat of hoe de ander zich voelt;
2 openheid: probeer in het contact met de ander zo open mogelijk te zijn. Het vertrouwen dat de ander in je stelt, is afhankelijk van de mate waarin je openstaat. Hierbij is het belangrijk dat je houding congruent is (verbale en non-verbale taal komen met elkaar overeen);
3 belangstelling en betrokkenheid;
4 respect: de ander in zijn waarde laten.

Met deze intenties laat je de ander in zijn of haar waarde en kom je minder snel met je oordeel over wat goed of fout is. Hiermee is niet gezegd dat daarom alles wat een ander doet of zegt goed is. Door je echter te verdiepen in de ander (door middel van actief luisteren), feedback te geven over het gedrag waarmee je moeite hebt of waar nodig vragen te stellen om aan meer informatie te komen, kun je jezelf blijven zonder dat je afbreuk doet aan de waarde van de ander.

conclusie Er zijn verschillende vormen door middel waarvan mensen met elkaar communiceren. Binnen de gezondheidszorg neemt de mondelinge communicatie de belangrijkste plek in.
Tijdens deze mondelinge communicatie wordt informatie uitgewisseld tussen mensen die deels bewust, deels onbewust wordt gegeven, ontvangen en geïnterpreteerd. Er ontstaan soms misverstanden tussen mensen, omdat de zender een boodschap heel anders bedoelde dan de ontvanger die opvatte.
We spreken van een communicatieproces, omdat zender en ontvanger elkaar steeds beïnvloeden door de verbale en non-verbale communicatie. Hoewel de verbale communicatie bepaalt over welk onderwerp een gesprek gaat, bepaalt de lichaamstaal hoe de woorden moeten worden geïnterpreteerd.
Het goed interpreteren van de waarneming kan pas als je meer informatie hebt over de achtergronden. Meer informatie kun je krijgen door goed te luisteren, goed te kijken of door vragen te stellen. Hiermee leg je al de basis voor een aantal belangrijke gedragskenmerken, waaronder respect en belangstelling. Daarnaast zijn invoelingsvermogen, openheid en betrokkenheid van belang. De beste balans is dat je jezelf kunt blijven zonder dat je afbreuk doet aan de waarde van de ander.
Door op een positieve manier contact te leggen en door de toepassing van verschillende gesprekstechnieken (actief luisteren, vragen stellen, samenvatten) of gespreksvormen (het adviesgesprek, voorlichtingsgesprek, slechtnieuwsgesprek of feedback) heeft een assistent waardevolle hulpmiddelen in handen om het gesprek met de patiënt op een goede manier te laten verlopen. Een aanvulling daarop is het leren kennen en verbeteren van je eigen communicatiegedrag. Dit kan door middel van het vragen van feedback en door zelfobservatieopdrachten.

samenvatting Er zijn verschillende vormen door middel waarvan mensen met elkaar communiceren. We kunnen mondeling communiceren, schriftelijk, digitaal of via de media. Binnen de gezondheidszorg neemt de mondelinge communicatie de belangrijkste plek in.
Tijdens deze mondelinge communicatie vindt het communicatie-

proces plaats. Er wordt informatie uitgewisseld tussen mensen. Deze informatie wordt deels bewust, deels onbewust gegeven, ontvangen en geïnterpreteerd. We spreken van een communicatieproces, omdat zender en ontvanger elkaar steeds beïnvloeden door de verbale en non-verbale communicatie. Hoewel de verbale communicatie bepaalt over welk onderwerp een gesprek gaat, bepaalt de lichaamstaal hoe de woorden moeten worden geïnterpreteerd.

Je noemt communicatie een doorlopend proces, waarbij je informatie uitwisselt en op elkaar reageert. Het goed interpreteren van de waarneming, er de juiste betekenis aan geven, kan pas als je meer informatie hebt over de achtergronden. Deze informatie helpt je om het gedrag te begrijpen en daar de juiste betekenis aan te geven. Meer informatie kun je krijgen door goed te luisteren, goed te kijken of door vragen te stellen.

Er ontstaan soms misverstanden tussen mensen, omdat de zender een boodschap heel anders bedoelde dan de ontvanger die opvatte. De oorzaak hiervan kan zowel bij de zender als de ontvanger liggen, als bij de relatie die ze samen hebben. Ook kan de communicatie van buitenaf worden verstoord of ligt het aan de inhoud van de boodschap.

Wanneer twee mensen met elkaar in contact komen, zullen beiden zich een eerste indruk van elkaar vormen. Het gedrag dat vervolgens ontstaat hangt met alle factoren van dit eerste contact samen. Deze factoren zijn: waarnemen, voelen, denken en handelen. Mensen reageren op de interactie die ze met elkaar hebben. Daarom is het belangrijk dat je een patiënt als hij zich meldt, aankijkt, begroet en waar mogelijk meteen aandacht geeft. Als je die aandacht niet direct kunt geven, leg dan uit waarmee je bezig bent. Dat geldt ook voor het telefonisch contact.

Met wie je ook in gesprek bent, een aantal communicatieve vaardigheden is altijd belangrijk. Als je begrijpt hoe deze gesprekstechnieken werken en op welke momenten je ze kunt toepassen, is dat een waardevolle aanvulling op je contact met al die verschillende mensen.

Als je actief luistert ga je in op de wijze waarop een ander een situatie ervaart.

Vragen stellen is belangrijk. Wat wil je ermee bereiken? Als je iemands eigen mening of verhaal wilt horen, is het stellen van open vragen van belang. Als je weinig tijd hebt of je wilt heel specifieke informatie hebben, stel je een gesloten vraag.

Net zo belangrijk als het stellen van vragen, is het geven van een samenvatting. Een samenvatting is een beknopte weergave van een gedeelte van het gesprek.

Als de situatie daarom vraagt, geeft het gebruik van een bepaalde gespreksvorm handvatten hoe je het gesprek het beste kunt leiden. Het helpt de juiste interventies op de juiste momenten te doen. We kennen verschillende gespreksvormen: het voorlichtingsgesprek, het adviesgesprek, het slechtnieuwsgesprek of het geven van feedback. Wanneer je iemand laat weten welk effect het gedrag van die persoon op jou heeft, noemen we dat feedback. Feedback stelt je in de gelegenheid het communicatieproces helder en duidelijk te laten verlopen en daarmee effectiever.

Je hebt niet alleen vaardigheden nodig maar ook kennis van het communicatieproces om te kunnen begrijpen waarom de communicatie met patiënten/cliënten niet altijd goed gaat.

Daarbij is het belangrijk meer over je eigen communicatiegedrag te weten: met welke vaardigheden heb je moeite? Welke vaardigheden gaan je goed af? Hoe ga je werken aan de vaardigheden waarmee je moeite hebt?

De gedragskenmerken invoelingsvermogen, openheid, belangstelling, betrokkenheid en respect zouden altijd deel moeten uitmaken van de basishouding van een assistent. Met deze kenmerken laat je de ander in zijn waarde en kom je minder snel met je oordeel over wat goed of fout is. De beste balans is dat je jezelf kunt blijven zonder dat je afbreuk doet aan de waarde van de ander.

Literatuur

Wiertzema K. Doelmatig communiceren: basisprincipes. Bussum: Coutinho, 1996.
Oomkes F. Training als beroep. Amsterdam/Meppel: Boom, 1995.
Gordon Th. Luisteren naar elkaar. Antwerpen: De Nederlandse Boekhandel, 1976.

4 Conflicthantering

leerdoelen
Aan het eind van dit hoofdstuk kun en/of weet je:
- de oorzaken van conflicten onderscheiden
- de gevoelens van anderen benoemen in conflictsituaties
- hoe je moet handelen in conflictsituaties
- hoe je moet reageren op emoties
- hoe je moet reageren op racistische en discriminerende uitingen.

Casus

Susanne Dekker wil een afspraak bij haar huisarts maken. Ze werkt fulltime als onderwijzeres in het basisonderwijs. De afspraken bij de huisarts kunnen telefonisch tussen 8.00 en 10.30 uur worden gemaakt. Susanne belt vanaf 8.00 uur een paar maal naar de assistent van haar huisarts, maar krijgt steeds een ingesprektoon. Vanaf 8.30 uur komen de kinderen de klas binnen; Susanne is dan niet meer in de gelegenheid om te bellen. Ze besluit het nogmaals in haar koffiepauze te proberen. Die is van 10.15-10.30 uur, als de kinderen buiten spelen. Net op het moment dat het buitenspelen gaat beginnen, moet een van de kinderen overgeven. Susanne helpt het kind, maakt de boel schoon en belt de moeder van het meisje. Het is inmiddels 10.28 uur als ze denkt aan haar eigen afspraak. Weer belt ze naar haar huisarts. Daar krijgt ze een bandje, dat afspraken gemaakt kunnen worden tussen 8.00 uur en 10.30. Voor spoed kan gebeld worden naar een speciaal nummer. Op dat moment ontploft Susanne en besluit ze de spoedlijn te bellen ...

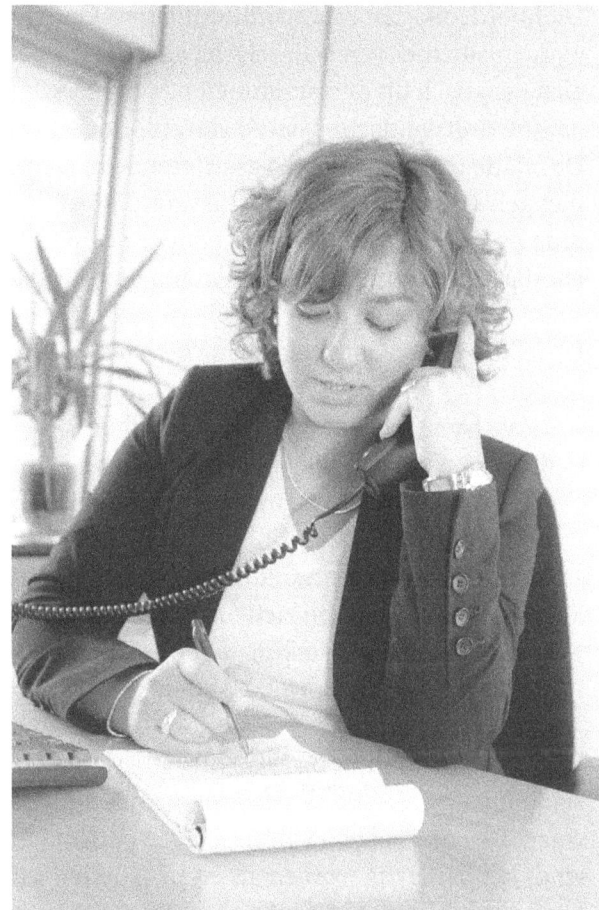

Figuur 4.1
Ik wil dat je me nu helpt. Nu, hoor je me!

4.1 Inleiding

Als de assistent uit de hiervoor beschreven casus Susanne aan de lijn krijgt, zal ze haar best moeten doen om geen conflict met Susanne te krijgen. Hoewel de assistent niet verantwoordelijk is voor het feit dat Susanne een aantal keren vergeefs heeft geprobeerd de praktijk te bereiken – het is gewoon erg druk tussen 8.00 en 8.30 uur aan de telefoon – zal Susanne de assistent hier wel persoonlijk op aanspreken.

Dit hoofdstuk gaat over conflictsituaties. Onder conflictsituaties worden situaties verstaan waarbij de patiënt boos of agressief is, zich racistisch uit of discriminerende opmerkingen maakt. Daarnaast wordt aandacht besteed aan emotionele reacties.

De relatie tussen patiënt en assisterende in de gezondheidszorg is niet gelijkwaardig. Deze ongelijkwaardigheid kan al zoveel spanning opleveren, dat een conflict onder de oppervlakte suddert. Een conflict is een strijd, veroorzaakt door een verschil van mening.

De relatie tussen de patiënt en de assistent is ongelijkwaardig, omdat:
- de assistent deskundig is, de patiënt niet;
- de patiënt afhankelijk is van de assistent, want via haar krijgt hij een afspraak of advies, toegang tot spreekkamers en deskundigen;
- de patiënt zich uit gezondheidsoverwegingen bij de instelling zal melden, waardoor hij zich onzeker, angstig of gespannen kan voelen, dit in tegenstelling tot de assistent, die in de instelling aanwezig is om haar werk te doen.

In de praktijk komt een assistent lastige situaties tegen. Waarschijnlijk ervaart elke assistent dergelijke situaties op haar eigen wijze. De ene assistent vindt een boze patiënt lastig, de andere vindt het pas lastig worden als er met spullen wordt gegooid. Dat heeft te maken met haar gemoedstoestand, de drukte, eventuele vooroordelen, de wijze waarop gedrag van de ander wordt geïnterpreteerd, hoe ze omgaat met lastige situaties, enzovoort.

Omdat iedereen de situatie op een eigen wijze zal interpreteren (en dus op een eigen wijze zal reageren) is het belangrijk vanuit een professionele houding met de ontstane situatie om te gaan. Blijf beleefd tegen de patiënt en probeer de situatie te analyseren: wat is de oorzaak van het conflict, op welke wijze reageer je meestal op een conflict, hoe handel je als iemand over je grenzen gaat, enzovoort.

4.2 Soorten conflicten

De aanleiding om ergens boos op te reageren kan verschillend zijn. We maken onderscheid tussen drie soorten conflicten:

over de organisatie
– *Conflicten die gaan over de wijze waarop instellingen zijn georganiseerd.* Als patiënten bijvoorbeeld lang in de wachtkamer moeten wachten tot ze aan de beurt zijn, kan dat tot boze reacties leiden. Afspraken worden vaak kort op elkaar gepland en lopen daardoor gemakkelijk uit. Ook het inschakelen van tussenpersonen om voor een bepaalde behandeling in aanmerking te komen, kan leiden tot conflictsituaties. Denk maar aan de tussenkomst van verzekeringsmaatschappijen of bedrijfsartsen. De regels en procedures van instellingen kunnen ook aanleiding zijn voor conflicten: soms worden ze te star gehanteerd, soms te soepel.

over belangen
– *Belangenconflicten.* Het belang van de patiënt kan verschillen van dat van de assistent. Bijvoorbeeld een patiënt die deze week geholpen wil worden, terwijl de agenda al helemaal volstaat. Of de patiënt die denkt baat te hebben bij een bepaalde operatie, terwijl de specialist daar niets in ziet.

over relatie
– *Relationele conflicten.* Twee mensen die elkaar niet aardig vinden, niet goed met elkaar praten, elkaar al veroordeeld hebben voor het gesprek is begonnen, zullen gemakkelijker ruzie krijgen dan twee mensen die elkaar graag mogen.

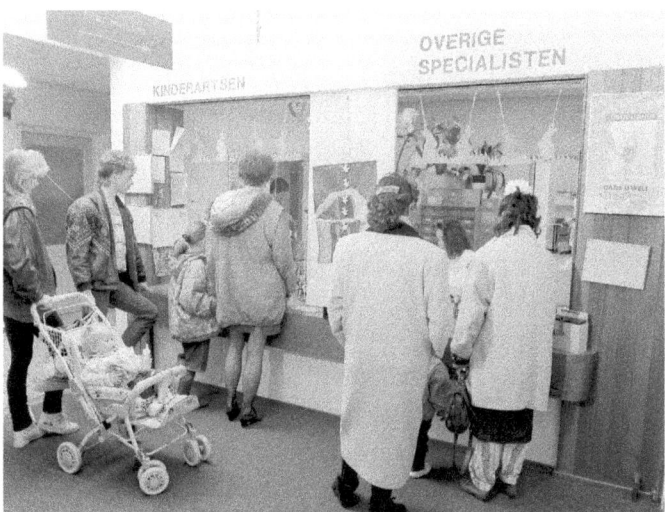

Figuur 4.2
Wachten vindt niemand prettig.

Bij een conflictsituatie is het belangrijk te analyseren om wat voor soort conflict het gaat. Als je de casus terugleest, zie je dat Susanne vanuit een gefrustreerde reactie de assistent gaat bellen op het spoednummer. De assistent zal waarschijnlijk zeggen dat het spoednummer niet bedoeld is voor het maken van afspraken. Op die reactie zal Susanne, vanuit haar gevoel van frustratie, totaal niet zitten te wachten. De kans is groot dat ze uitvalt tegen de assistent. De assistent zal zich aangevallen voelen en dan lijkt het of de twee vrouwen een persoonlijk conflict hebben. Dat is het niet. Het gaat hier om een organisatorische regel en de patiënten moeten zich daaraan houden. Het is belangrijk steeds naar uitzonderingen te kijken. Wanneer er echter veel patiënten om een uitzondering op de regel vragen, is het voor een assistent ondoenlijk om haar werk te doen.

Susanne zal uit onmacht tegen de assistent uitvallen. Als de assistent zich dit persoonlijk aantrekt, zal zij het conflict anders ervaren dan wanneer zij in staat is zich te realiseren dat het problematisch kan zijn je strak aan de regels van de praktijk te houden. Vanuit het gevoel dat Susanne niets tegen de assistent persoonlijk heeft, zal zij Susanne beter te woord kunnen staan.

4.3 Oorzaken van conflictgedrag

Als een instelling slecht georganiseerd is, hoef je daar nog geen conflict van te maken. Je kunt je ongenoegen uiten en daarover onderhandelen. Of je kunt een persoon die je niet mag feedback geven over zijn gedrag, daarover een gesprek hebben, zonder dat het tot een conflict komt.

Wanneer kunnen situaties dan wel conflicten worden? Dat kan aan omstandigheden of emoties liggen. De oorzaak van conflicten kunnen factoren zijn die met de patiënt zélf te maken hebben:

psychische factoren
— Psychische factoren. Bepaalde emoties kunnen gedrag veroorzaken dat gemakkelijk tot conflicten leidt. Denk aan angst, onmacht, onzekerheid, frustraties, ergernis. Iemand met een gezondheidsprobleem waarvan het verloop onduidelijk is, heeft genoeg redenen om zich onzeker of angstig te voelen.

sociale factoren
— Sociale factoren. Hierbij gaat het om maatschappelijke problemen, zoals werkloos zijn of afgekeurd worden, ofwel voor een

bepaalde behandeling in aanmerking komen, maar er geen geld voor hebben.

fysieke factoren
– Fysieke factoren. Het gaat hier om lichamelijke omstandigheden, bijvoorbeeld het feit dat je ziek bent of pijn hebt. Als je een behandeling moet ondergaan, kan dat er de oorzaak van zijn dat alle gebeurtenissen alleen nog maar kunnen worden waargenomen vanuit de ziekte of de pijnervaring. Bedenk maar dat wanneer je pijn hebt, wachten veel langer lijkt te duren dan wanneer je geen pijn hebt.

culturele factoren
– Culturele factoren. Als de normen en waarden waarmee je bent opgegroeid verschillen van Nederlandse normen en waarden, kan dat tot onbegrip leiden of tot onzekerheid. Ook ander ziektebesef (de invloed van het boze oog bijvoorbeeld) of de wens op een andere wijze behandeld te worden, kan aanleiding voor conflicten zijn.

> **Casus**
> Meneer Peters zit ziek thuis. Hij is overspannen en mag de komende drie maanden niet werken. De bedrijfsarts heeft meneer Peters kalmerende medicijnen voorgeschreven en een antidepressivum. Voor één van deze middelen moet meneer Peters een forse eigen bijdrage betalen, omdat de verzekering niet het volledige bedrag vergoedt. Het gaat om veel geld. Wanneer de assistent in de apotheek heeft uitgelegd welk bedrag hij contant moet voldoen, reageert meneer Peters boos: 'Ja, kunnen ze wel, plukken van mensen die ziek zijn. Ben je daarvoor verzekerd? Heb ik al die jaren zoveel premie betaald. Zijn ze gek geworden? Willen ze me failliet maken en me nog verder de grond in boren?'
> De assistent staat er wat hulpeloos bij, ze weet niet goed hoe ze hierop moet reageren.

Het feit dat bepaalde opmerkingen kunnen uitlopen op een conflict, kan natuurlijk ook met de assistent te maken hebben. Een bepaalde opmerking kan bij haar zo in het verkeerde keelgat schieten, dat ze er boos om wordt. Bij de assistent kan dit, net als bij de patiënt, worden veroorzaakt door psychische en fysieke factoren. We kennen allemaal het gevoel van te weinig slaap hebben gehad, waardoor je wat minder van de ander kunt hebben. Of irritaties die ontstaan omdat je je werk probeert af te krijgen, wat niet lukt omdat je het zo druk hebt.

4.4 Benoemen van gevoelens in conflictsituaties

In hoofdstuk 3 heb je al gelezen hoe gedrag ontstaat: je neemt het gedrag van de ander waar, daar denk je iets van en daar hoort een bepaald gevoel bij. Door deze gedachten en gevoelens kom je tot een manier van handelen, die jouw gedrag wordt.
Het waarnemen van de ander is belangrijk. Op het moment dat je iemand waarneemt, koppel je daaraan vaak meteen een interpretatie. Het is echter belangrijk, dat je onderscheid maakt tussen je waarneming en je interpretatie.

Wat de assistent uit de casus waarneemt, is een man die boos uitvalt. Ze interpreteert het als een agressieve uiting. Als ze zou zeggen: 'Wat doet u agressief tegen me', wordt de man waarschijnlijk nog bozer. Als ze slechts haar waarneming zou benoemen: 'Volgens mij schrikt u van het bedrag dat u moet betalen', zou het een opening kunnen zijn voor een gesprek met meneer Peters.
Vervolgens is het belangrijk te onderzoeken welke gevoelens de situatie oproept. Vaak geven gevoelens aan dat er een bepaalde behoefte is. Bewust luisteren, met de intentie te zoeken naar gevoelens en behoeften, is beter dan jezelf te verdedigen of ook boos te worden. Als de assistent uit de casus zou zeggen dat zij er ook niets aan kan doen dat de eigen bijdrage zo hoog is, verdedigt ze zichzelf.
Stel jezelf de volgende vragen: Wat voelt deze persoon? en: Waaraan heeft hij behoefte?
In het geval van meneer Peters zou de assistent kunnen zeggen: 'U vindt de eigen bijdrage die u voor dit middel moet betalen te hoog?' De patiënt kan op deze manier ervaren dat hij wordt begrepen en samen met de assistent zijn mogelijke behoeften invullen. Meneer Peters zou kunnen vragen om een ander middel met dezelfde werking, dat wel door de verzekering wordt vergoed.

4.5 Stijlen van conflicthantering

Je hebt al gelezen dat conflicten te maken kunnen hebben met uiteenlopende belangen, de wijze waarop een instelling georganiseerd is, of met een relatie die twee mensen hebben.
Over het algemeen zijn de volgende stijlen te herkennen in de manier waarop mensen met conflicten omgaan:

- *ontlopen of vluchten* — Ontlopen of vluchten. Conflicten worden uit de weg gegaan en verschillen worden niet gezien of ontkend. Er wordt niet over de inhoud van het conflict gesproken en ook de relatie met de gesprekspartner komt niet aan de orde. Het kan zijn dat de situatie waarover het conflict gaat niet belangrijk is. Het kan ook gaan om een angstreactie, of je bent in de veronderstelling dat het doel toch nooit bereikt kan worden. Voorbeeld: de assistent van tandarts Den Hollander wordt bot aangesproken door een patiënt. In plaats van aan te geven dat ze de toon van het gesprek onprettig vindt, haalt ze haar schouders op. Als de patiënt weg is, moppert de assistent tegen een collega en houdt de hele dag een vervelend gevoel over aan de gebeurtenis.
- *confronteren of onderhandelen* — Confronteren of onderhandelen. Het meningsverschil wordt niet uit de weg gegaan. De belangen en meningen van alle personen worden in de gaten gehouden. Hierbij is actief luisteren belangrijk, het stellen van uitnodigende vragen. Er is oog voor de inhoud van het conflict en voor de relatie met de ander. Men ervaart beiden verantwoordelijk te zijn voor de situatie. Voorbeeld: een patiënt in een huisartsenpraktijk komt steevast te laat voor een afspraak. De assistent confronteert hem hiermee en zegt dat hij op tijd moet komen, anders kan de arts hem niet meer zien. De patiënt wordt hier boos om en zegt dat de regels in de praktijk veel te star worden gehanteerd. De assistent geeft aan te begrijpen dat hij het vanuit zijn gezichtspunt zo ervaart. En toch wil ze dat hij op tijd komt, zodat alle patiënten op de voor hen beschikbare tijd aan de beurt komen.
- *forceren of vechten* — Forceren of vechten. Er wordt geprobeerd de eigen doelen en belangen door te drukken ten koste van de ander. Conflict wordt dan een kwestie van winnen of verliezen. Voorbeeld: een patiënt wil een afspraak maken voor vandaag bij tandarts Den Hollander. Hij heeft last van een kies. De assistent geeft aan dat de agenda voor vandaag vol is, maar dat ze wel een plekje heeft voor de volgende dag in de middag. De patiënt wil vandaag komen.

Dat lukt niet en de assistent legt uit waarom dat niet kan. Daar neemt de patiënt geen genoegen mee en hij zegt dat hij dadelijk komt en verwacht dat de tandarts tijd voor hem vrij maakt. 'Nou', antwoordt de assistent, 'u kunt wel komen, maar u mag toch niet bij de tandarts naar binnen.'

- *toegeven of aanpassen* — Toegeven of aanpassen. Om de sfeer niet te bederven en de samenwerking goed te houden, wordt bij meningsverschillen toegegeven aan de ander. Zelfs als dit ten koste gaat van eigen belangen. De relatie is hierbij belangrijk, de inhoud van het conflict komt niet aan de orde. Voorbeeld: als de assistent in het hiervoor genoemde voorbeeld een afspraak maakt voor de patiënt, geeft ze toe. 'Nou meneer, ik zal de tandarts doorgeven dat u zo komt en een plekje voor u vrijmaken.'
- *compromissen zoeken* — Compromissen zoeken. Beiden willen een resultaat bereiken waarmee ze allebei kunnen leven. Het is een kwestie van geven en nemen. Het gaat om een zakelijke onderhandeling. Voorbeeld: de medicijnen van een patiënt liggen nog niet klaar in de apotheek. De assistent besluit dat de patiënt de medicijnen vast kan afrekenen. Wanneer de medicijnen klaar zijn, zal ze de bezorgservice van de apotheek vragen deze even bij de patiënt thuis te bezorgen.
- Waarschijnlijk herken je deze stijlen en zul je ze alle vijf tegenkomen in het werkveld.

Praktijkvoorbeeld

Meneer Mehali is bij de apotheek. Hij heeft wat neusdruppels nodig. Omdat hij toch in de apotheek is, vraag hij om een tube zalf die hij altijd op herhalingsrecept krijgt. De apothekersassistent kijkt dit na, constateert dat de herhalingen op zijn en adviseert meneer Mehali contact op te nemen met zijn huisarts. Meneer Mehali reageert heel korzelig. Hij staat hier nu toch, dan kan hij net zo goed die zalf meteen meenemen; nu moet hij weer helemaal naar huis, de dokter bellen, recept ophalen en weer terug naar de apotheek. Hij vindt dat de assistent totaal geen begrip toont.
De assistent zegt dat ze geen zalf kan meegeven zonder recept, ze verontschuldigt zich bij meneer Mehali en gaat achter in de apotheek verder met haar werk. Meneer Mehali blijft wat beduusd achter bij de balie.

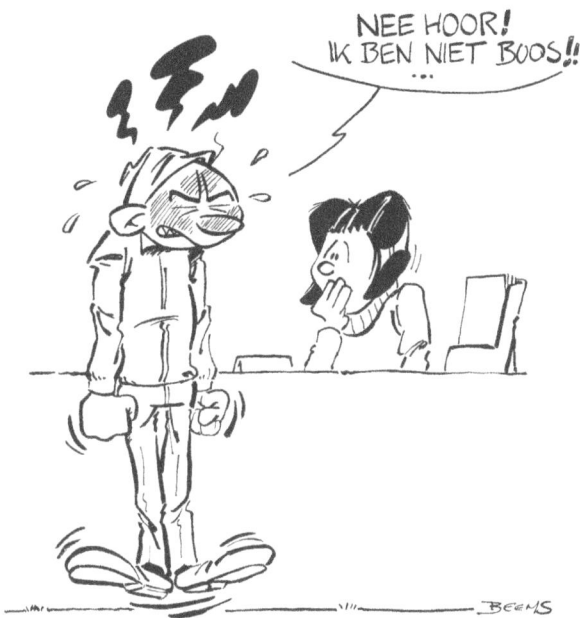

Figuur 4.3

Op het moment dat er een conflict ontstaat, is er vaak een spanning tussen *de relatie die een assistent en patiënt hebben* aan de ene kant en de *inhoud van het conflict* aan de andere kant. Want als je te veel bezig bent met het goed houden van de relatie die je met een patiënt hebt, kan dat ten koste gaan van de organisatie (bijvoorbeeld het feit dat je je aan bepaalde regels moet houden). Anderzijds kan het te star toepassen van regels of het vooropzetten van de belangen van een organisatie tot gevolg hebben dat de relatie met de patiënt eronder lijdt.

eigen voorkeursstijl

Over het algemeen hebben mensen zichzelf een voorkeursstijl aangeleerd, die bij de meeste conflicten wordt toegepast. Het is belangrijk dat je weet welke voorkeursstijl je zelf hebt.
Denk bijvoorbeeld eens aan de situatie dat je elk conflict uit de weg gaat. Dat zou op den duur ten koste kunnen gaan van je professionaliteit: mensen weten dat je ze toch niet confronteert. Sommige patiënten kunnen dan eigen variaties op de regels gaan bedenken. Maar het uit de weg gaan van een conflict kan in bepaalde situaties

ook verstandig zijn, bijvoorbeeld als het ten koste van je veiligheid gaat of als het conflict niet belangrijk is.

Ben je meer iemand die zich precies aan de regels houdt en aan protocollen? Strikt genomen doe je precies wat de werkgever van je verlangt, want er zijn niet voor niets regels en protocollen opgesteld. Maar als je op den duur boze en ontevreden patiënten krijgt omdat ze met jou niet kunnen onderhandelen, zal dat je beroepshouding ook niet ten goede komen. Patiënten moeten steeds het gevoel hebben dat ze met elke vraag bij je terechtkunnen. Overigens is deze houding juist weer van belang als je met een patiënt wordt geconfronteerd die zich nooit aan de regels houdt.

Als je je te empathisch opstelt en zo goed begrijpt hoe het met de belangen en gevoelens van de patiënt zit, kun je de neiging hebben steeds toe te geven aan de patiënt. De relatie met je patiënten is weliswaar goed, maar de vraag is of je ze ook op de regels kunt wijzen, of je de afspraak voor volgende week kunt noteren in plaats van voor vandaag, of je wacht tot het recept via de fax is binnengekomen voor je de medicatie meegeeft. Vanzelfsprekend heb je voordeel van deze houding als patiënten erg emotioneel zijn of zo gespannen dat er om het minste of geringste een conflict kan ontstaan.

Casus

Mevrouw J. ten Kate is professor. Ze praat wat uit de hoogte en stelt zichzelf aan de telefoon ook voor als 'professor Ten Kate'. Ze belt naar haar huisarts voor een afspraak. Karin neemt de telefoon aan, vraagt naar de aanleiding voor de afspraak en zegt dat ze een afspraak over twee dagen voor mevrouw Ten Kate kan maken. Dat wil mevrouw Ten Kate niet, ze wil vandaag komen. Karin zegt dat dat niet kan, bovendien is het probleem niet van dien aard dat het vandaag gezien hoeft te worden. Mevrouw Ten Kate zucht en zegt: 'Geef me die blonde assistent eens, bij haar krijg ik wel een afspraak.'

De blonde assistent uit de casus is blijkbaar heel toegeeflijk. Als je dat altijd bent, kan je voorkeursstijl ten koste van je geloofwaardigheid gaan. Bovendien kan er een conflict tussen collega's ontstaan: de ene assistent houdt zich aan de regels en laat geen patiënten tussendoor toe. De andere doet dat wel. Dat is niet bevorderlijk voor de eenduidigheid van de praktijkregels.

4.6 Omgaan met conflicten

In deze paragraaf worden verschillende handvatten uitgewerkt die een hulp kunnen zijn bij het voorkómen van conflicten of, als je midden in het conflict zit, hoe je hiermee het beste kunt omgaan.
- Allereerst is het van belang te *accepteren dat conflicten niet altijd kunnen worden voorkómen*. Conflicten en misverstanden horen bij de communicatie. Als je als assistent te maken krijgt met emotionele patiënten, die allemaal hun eigen belang hebben, kun je conflicten niet altijd vermijden. Daarbij komt dat patiënten een stuk mondiger zijn dan een aantal jaar geleden. Bovendien hebben ze vaak meer kennis, omdat er op de televisie, in tijdschriften en op internet steeds meer aandacht aan gezondheid en ziekte wordt besteed.
- Probeer op tijd *signalen te herkennen van situaties die conflicten kunnen worden*. Dat kan liggen aan een persoon, aan een steeds terugkerende irritatie of aan je eigen humeur. Zo zijn er nog meer oorzaken op te noemen. Als je oorzaken herkent, kun je misschien wat aan het dreigende conflict doen. Je gaat dan preventief te werk.
- Als je met een conflict te maken krijgt, weet dan wat je *eigen aandeel in dit conflict* is. Analyseer je eigen houding en corrigeer deze waar nodig. Denk aan de interactie met de ander: waarnemen, denken, voelen en handelen. Welk effect heeft de ander op jou en welk effect heb jij op de ander? Hoe beter je over je eigen houding kunt reflecteren en kunt inzien wat je kwaliteit is en wat juist niet, hoe beter je inziet welk gedrag dient te worden ontwikkeld om situaties anders aan te pakken.
- Tijdens een conflict is het vervolgens van belang om *actief te luisteren*. Wat zegt iemand, wat voelt iemand, welke onderliggende suggesties worden gedaan. Vervolgens probeer je na te gaan welke behoefte er achter deze gevoelens zit. Wellicht kun je deze behoefte benoemen. Waarschijnlijk ervaar je mensen als minder

bedreigend als je hoort wat ze nodig hebben, in plaats van wat ze van je denken.
- Als je tijdens het conflict voelt dat je boos wordt op de ander en je die boosheid wilt uiten, bestaat de kans dat een conflict gaat escaleren. Beter is het om te ervaren wat je voelt en welke *behoefte achter je eigen gevoelens* zit. Als je praat over wat je nodig hebt, in plaats van wat fout is met de ander, zal er eerder naar je worden geluisterd. Formuleer niet wat je *niet* wilt, maar formuleer wat je *wel* wilt. Wanneer doelen en behoeften duidelijk worden, zal zich eerder een mogelijkheid aandienen om over in gesprek te blijven.
- Als je al je vaardigheden hebt ingezet om te voorkómen dat een conflict escaleert en je gesprekspartner is hiervoor niet ontvankelijk, schroom dan niet duidelijk je grenzen aan te geven: 'Ik wil u best helpen, maar niet als u op deze manier blijft doorgaan.'

Praktijkvoorbeeld
Een patiënt uit huisartsenpraktijk Van Hulst en Koning stelt zich altijd intimiderend op naar assistent Manon. Manons boosheid begint eigenlijk op het moment dat de man binnenkomt. De sfeer is al gespannen nog voor er een woord is gewisseld. In een eerdere situatie heeft Manon geprikkeld gezegd dat hij normaal moet doen. Daar moest deze patiënt om lachen en hij zei dat hij normaal deed.
Vandaag komt hij binnen, gaat vlak voor haar staan en zet zijn beide handen op de balie. Hij zegt dat ze er weer lekker uitziet en of ze die mooie lippenstift voor hem heeft opgedaan.
Manon voelt zich woedend worden. Dan gaat ze staan, kijkt de man aan en zegt: 'Ik ben doktersassistent. U kunt bij mij een afspraak maken met de dokter of een recept aanvragen. Ik wil met respect behandeld worden, en als ik verleidelijk wil zijn ga ik naar mijn eigen echtgenoot. Door u wil ik slechts aangesproken worden als patiënt en als u dat niet kunt, wil ik u niet te woord staan.'

- Als je wat wilt zeggen over het gedrag van de ander, doe dit dan via de regels van *feedback*. Je kunt in dit soort situaties bijvoorbeeld zeggen: 'Ik merk dat ik boos word als u zo tegen me schreeuwt. Ik kan zo niet normaal met u praten. Ik wil u graag helpen, maar dan moet u nu stoppen met schreeuwen.' Een beledigende, kwetsende, woedende reactie kan je uit je evenwicht brengen. Als je daar niet adequaat op reageert, blijft dat doorzeuren in je hoofd en in je lijf (buikpijn, hoofdpijn). Wanneer je in een omgeving werkt waar conflictsituaties aan de orde van de dag zijn, is het helemaal belangrijk op dit punt goed voor jezelf te zorgen. Een situatie die te lang vervelend is, zonder dat je daarin een grens kunt aangeven, kan zorgen voor overbelasting.

- Het kan helpen om *onderscheid te maken in het soort conflict*. Voel je niet persoonlijk aangevallen als iemand problemen met de *organisatie* heeft. Het is wel belangrijk deze kritiek goed te horen en te kijken of de instelling goed georganiseerd is. Ontstaan er bijvoorbeeld vaak conflicten naar aanleiding van de lange wachttijden, dan is het zaak de tijden van afspraken aan te passen. Hiermee kun je voorkomen dat het conflicten worden. Zorg bijvoorbeeld ook dat regels van de instelling duidelijk op papier staan, zodat patiënten weten waar ze aan toe zijn. Spreek met elkaar een beleid af hoe met regels en procedures dient te worden omgegaan. (Niets is meer frustrerend dan een collega die een patiënt nog wel binnenlaat, terwijl je zelf een kwartier bezig bent geweest om die patiënt een afspraak voor morgen te geven.) Als het om een *belangenconflict* gaat, probeer dan daarover te onderhandelen. Houd zowel het belang van de instelling als het belang van de patiënt in de gaten. En ten slotte: als het om een *conflict in de relationele sfeer* gaat, kijk dan ook eens kritisch naar je eigen houding. Erken wat je eigen aandeel in de situatie is en wat hieraan kan worden verbeterd. Of wellicht verdient de houding van de patiënt feedback. Geef de feedback over het gedrag van de ander wel zonder interpretaties!
- *Leer je eigen voorkeursstijl van conflicthantering kennen.* Ervaar bewust wat deze stijl van conflicthantering je oplevert, maar ook op welke wijze het een goede beroepshouding in de weg staat. Als je hierin inderdaad belemmeringen ervaart, pas dan eens een andere stijl toe dan je gewend bent. Als je een belangrijk doel wilt bereiken, probeer de patiënt dan eens te confronteren. ('U bent een half uur te laat voor uw afspraak en u wilt nu direct worden geholpen. Dat gaat niet, omdat er een patiënt binnen is die een afspraak om deze tijd had. Toen u aan de beurt was, heeft de tandarts zitten wachten.') Forceren is geschikt als een snelle handeling is vereist, of omdat de ander totaal niet gemotiveerd is

om mee te werken. ('Ik geef u een afspraak voor morgenochtend 10 uur. Als u zich om 9.45 uur bij mij meldt, leg ik u uit hoe de behandeling zal verlopen en krijgt u vast een verdoving.') Ontloop het conflict als het onderwerp onbelangrijk is. En toedekken is geschikt wanneer verdere strijd de zaak alleen maar erger maakt.
- Als de situatie uit de hand dreigt te lopen en actief luisteren of feedback geven niet helpt, zijn er ook *manieren om de conflictsituatie af te leiden:*
  - *Negeren* is vooral goed toepasbaar als het storende gedrag de sfeer niet hindert, of als je denkt dat je het negeren goed kunt volhouden.
  - *Belonen* van het gewenste gedrag, het lastige gedrag wordt genegeerd. Bijvoorbeeld: 'Fijn dat u even naar mij luistert.'
  - *Humor* om de spanning te doorbreken. Een grapje vraagt wel een goede timing.
  - *Misten* betekent dat de assistent niet ingaat op opmerkingen of gedrag van de patiënt, maar reageert met een boodschap die nergens op slaat; bijvoorbeeld vragen of de tas van de patiënt bij De Tassenshop is gekocht. Verval niet in sarcasme!
  - *Time-out* door een onverwacht voorstel te doen. Dit kan effectief zijn. Bijvoorbeeld: aanbieden even een kopje koffie te halen.
- Als je tijdens een conflict het gevoel krijgt dat de *situatie uit de hand loopt* en je eigen veiligheid in het geding komt, *zorg dan voor jezelf,* bijvoorbeeld door weg te lopen. Het kan nuttig zijn je eigen werkplek eens te bekijken met het oog op vluchtwegen, alarmering en veiligheid. Zijn er bovendien afspraken gemaakt wat er moet gebeuren in een noodsituatie? Wie alarmeert wie? Welke handelingen worden verricht?

Casus

Aan de balie van tandartspraktijk Het Hoge Noorden staat Atie Versluys. Ze heeft zich gemeld met een loszittende kroon en verwacht dat ze hiervoor meteen kan worden geholpen. De assistent vraagt mevrouw Versluys aan het eind van de dag terug te komen, dan hebben ze plekken voor spoedgevallen en kan de tandarts mevrouw Versluys helpen.
Mevrouw Versluys slaat op de balie en zegt op hoge toon dat ze nu een spoedgeval is. 'Met een losse kroon kun je niet eten

en ik ben niet van plan de hele dag honger te lijden omdat jullie pas aan het eind van de dag spoedplekken hebben.'

De assistent haalt diep adem en zegt op rustige toon dat ze begrijpt dat het vervelend is voor mevrouw Versluys, omdat ze nog zo lang op een behandeling moet wachten. Atie Versluys reageert woedend: 'Begrijpen? Jij begrijpt er helemaal niets van, je weet niet eens wat het is om een kroon in je mond te hebben.' Weer slaat ze op de balie en zegt dat ze de tandarts wil spreken. Nu.

De assistent zegt dat ze het vervelend vindt dat mevrouw Versluys op de balie slaat. 'Ik kan zien dat u boos bent en dat u wilt dat we nu een plek voor u vrijmaken bij de tandarts. Dit is een lastige situatie. Als ik aangeef dat ik geen plek heb op dit moment gaat u steeds bozer tegen me praten. Ik wil best met u samen een oplossing zoeken, maar als u weer tegen me uitvalt, stop ik dit gesprek.'

Mevrouw Versluys reageert cynisch: 'Zo, je hebt zeker zo'n cursus gevolgd hè? En nou hoop je dat ik redelijk met je in gesprek ga.' De assistent geeft aan dat ze dat inderdaad hoopt en vraagt nogmaals aan mevrouw Versluys om zich niet af te reageren op haar. Ze doet haar best voor mevrouw Versluys, maar ze is niet gediend van dit soort opmerkingen.

Mevrouw Versluys kijkt boos en zegt dat ze zal proberen zich te beheersen. De assistent vraagt of mevrouw Versluys een kopje koffie wil en het gesprek wordt vervolgd op een mildere toon. Mevrouw Versluys realiseert zich dat ze met haar boosheid niet zal bereiken dat ze nu behandeld wordt. Uiteindelijk komen ze tot het compromis dat de tandarts met een noodoplossing de kroon even zal vastzetten, en dat hij aan het eind van de dag tijd zal vrijmaken om de kroon goed vast te zetten.

4.7 Emoties

Een emotie is een gemoedstoestand waar bij horen: gedachten, een lichamelijke reactie, een psychische gesteldheid en een wijze van reageren.

groepen emoties

De belangrijkste groepen van emoties en emoties die daaraan verwant zijn, zijn:
- woede (verwante emoties: verontwaardiging, wrok, bitterheid, irritatie, wrevel, ergernis);
- verdriet (verwante emoties: rouw, vreugdeloosheid, zelfmedelijden, eenzaamheid, wanhoop);
- vrees (verwante emoties: bezorgdheid, ongerustheid, nervositeit, wantrouwen, schrik);
- vreugde (verwante emoties: plezier, opluchting, tevredenheid, trots, extase, voldoening);
- liefde (verwante emoties: acceptatie, vriendelijkheid, vertrouwen, affiniteit, toewijding, verliefdheid);
- verrassing (verwante emoties: schok, verbijstering, verbazing, verwondering);
- walging (verwante emoties: verachting, minachting, misprijzen, afschuw, aversie, afkeer);
- schaamte (verwante emoties: schuldgevoel, verlegenheid, teleurstelling, wroeging, spijt, berouw).

Een belangrijke sociale vaardigheid is het uiten van gevoelens. Normen en waarden over in hoeverre gevoelens mogen worden getoond, kunnen per cultuur enorm verschillen. Welke gevoelens kunnen we laten zien, wanneer en hoe? Waar de ene persoon het als geaccepteerd beschouwt om luid schreeuwend en jammerend verdriet te tonen, zal de ander verstikt in een zakdoek enkele tranen laten.

Er zijn verschillen te herkennen in de wijze waarop mensen emoties uiten.

emoties uiten

- Ervaren van emoties en daaraan uiting geven. Bijvoorbeeld horen dat je gezakt bent voor een examen, daarover verdriet voelen en onmiddellijk gaan huilen.
- De emoties worden onder controle gehouden. Bijvoorbeeld uitgescholden worden door een patiënt, hierover boos worden, maar dit niet uiten.
- Het overdrijven van emoties. Sommige patiënten kunnen bepaalde emoties groter maken dan ze werkelijk zijn, omdat ze verwachten daardoor bepaalde aandacht te krijgen.
- Het gevoel wordt niet geuit, maar er wordt een vervanging voor

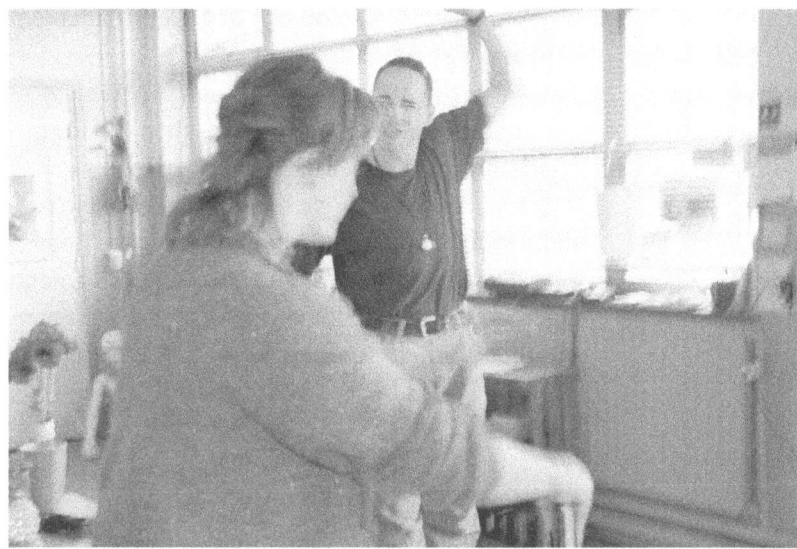

Figuur 4.4
Soms lopen emotionele confrontaties uit de hand.

gezocht. Bijvoorbeeld een vrouw die het verdriet om de dood van haar man niet kon uiten en is gaan schilderen.
– Emoties worden ontkend, of niet ervaren. Vaak komen daarvoor lichamelijke klachten in de plaats. Bijvoorbeeld de vrouw die de stress op haar werk niet aankon en op den duur een maagzweer kreeg.

Bij een interactie tussen twee mensen zal het gevoel van de persoon die dit het sterkst uitdrukt overgaan op de persoon die de emoties op dat moment minder sterk ervaart. De mate waarin die emoties overslaan, zal van persoon tot persoon verschillen. Sommige mensen zijn bijzonder vatbaar voor 'emotionele besmetting'. Andere mensen sluiten zich daarvoor juist af. Overdracht van emoties vindt voortdurend plaats.
Voor de assistent is het van belang zelf de regie te houden tijdens een interactie: laat je niet overspoelen door de emoties van de ander. Besteed echter wel aandacht aan de emotionele reactie.

Hoe besteed je aandacht aan een emotie? Het is waarschijnlijk gemakkelijker op een positief geladen emotie als vreugde of vertrouwen te reageren, dan op een negatief geladen emotie als woede, verdriet of angst.

reageren op emotie
Een belangrijke regel is dat je, als de patiënt wordt overmand door emotie, daaraan eerst aandacht schenkt. Hoe goed de assistent ook voorlichting of advies kan geven, de regels en procedures kan uitleggen, als ze voorbijgaat aan de emotionele reactie van een patiënt, kan het zijn dat de patiënt niet eens hoort wat de assistent zegt. De patiënt wordt dan zozeer in beslag genomen door zijn eigen emotie, dat die voorrang krijgt. Laat iemand even uitrazen, uithuilen, van de schrik bekomen, vóór je aan iets anders aandacht geeft.

Praktijkvoorbeeld

Mevrouw Lange komt net bij de dokter vandaan. De dokter wil dat mevrouw Lange bij de assistent een verwijsbrief haalt, omdat hij een knobbeltje in haar borst niet vertrouwt. De assistent heeft wat informatie nodig om de verwijsbrief in te vullen, maar mevrouw Lange zit in de stoel tegenover de assistent en staart voor zich uit. Het lijkt of ze niets ziet en hoort. De assistent heeft al een paar keer naar de geboortedatum van mevrouw Lange gevraagd, maar ze krijgt geen reactie.
Dan raakt ze mevrouw Lange voorzichtig bij haar schouder aan en zegt: 'U zult wel geschrokken zijn van dit bericht.' Mevrouw Lange kijkt de assistent aan en dan rollen de tranen over haar wangen. Mevrouw Lange zegt dit niet te hebben verwacht en dat ze het helemaal erg vindt, omdat haar moeder aan borstkanker is overleden.
De assistent en mevrouw Lange hebben een kort gesprek hierover, waarbij mevrouw Lange even de tijd krijgt over deze schrik te praten. Dan geeft de assistent mevrouw Lange een zakdoek en een kopje thee. Ze vraagt de gegevens voor de verwijsbrief nog een keer. Mevrouw Lange geeft antwoord op de vragen, krijgt de brief mee en de assistent wenst mevrouw Lange heel veel sterkte.

Hoeveel aandacht een emotionele patiënt wil, zal verschillend zijn. We hebben net al gezien dat de wijze waarop mensen emoties uiten, ook kan verschillen. Als je niet zeker weet hoe iemand zich voelt na een schokkend bericht te hebben gehoord, kun je beginnen met het stellen van een open vraag: 'Hoe voelt u zich?' of 'Wat hebt u net gehoord?'

Als je zeker weet dat iemand geschrokken voor je zit, kun je een *richtinggevende* vraag stellen: 'Zo te zien bent u geschrokken van het bericht.' Je richt je hiermee op de verbale én op de non-verbale communicatie van de ander.

Daarna komt het *actief luisteren*: wat heeft iemand te zeggen en hoe wordt het verteld. Het uiten van emoties maakt mensen kwetsbaar. Naarmate iemand een situatie als veiliger ervaart en acceptatie van anderen verwacht, zullen emoties gemakkelijker worden getoond. Hoeveel aandacht mensen vervolgens willen voor de emoties, zul je ervaren tijdens het actief luisteren. Mensen die geen aandacht willen, zullen dat snel aangeven. Mensen die juist veel aandacht willen, geven dat ook aan.

Vanuit je beroepshouding is het van belang hierin een *balans te zoeken*: besteed aandacht aan emoties, laat je er niet door overspoelen. Ontken niet dat emoties een rol spelen als de patiënt doet of er niets aan de hand is, maar ga er niet over door als de patiënt dat aangeeft. Baken echter ook de tijd af als iemand veel tijd vraagt. Tenslotte zijn er meer patienten en meer werkzaamheden.

4.8 Racistische en discriminerende uitingen

Hoewel in hoofdstuk 2 het onderwerp racisme en discriminatie al kort aan de orde is geweest, is het belangrijk dit te laten terugkeren in dit hoofdstuk. Culturele verschillen kunnen leiden tot vooroordelen, discriminatie en racisme. Wanneer er sprake is van discriminerende of racistische uitingen, kan dat tot hevige conflicten leiden. Het is van belang in te zien dat het bij dit soort conflicten niet anders is dan wanneer je andersoortige conflicten in goede banen probeert te leiden.

vooroordeel Iemand die leeft met een vooroordeel, zal om dat vooroordeel in stand te houden selectief waarnemen, denken en voelen. Zo blijven vooroordelen bestaan en kunnen ze zeer hardnekkig blijken. Waarom? Vooroordelen geven geborgenheid, veiligheid. Je weet namelijk precies bij wie je hoort en waar je aan toe bent. Je wordt niet overvallen door iets ongewoons. Je hoeft ook je eigen mening niet ter discussie te stellen.

Een vooroordeel is in ieder geval een uitspraak die niet berust op feiten, of er is sprake van een zekere starheid: men staat niet open voor andere argumenten.

Let ook op een fanatieke of emotionele reactie. Vraag je af of de emotie is gebaseerd op een oordeel of een vooroordeel.

discriminatie in relatie assistent-patiënt

Discriminatie en racisme kunnen voorkomen in de relatie tussen de hulpverlener en de patiënt. Zowel van de hulpverlener naar de patiënt, als van de patiënt naar de hulpverlener. Als je als assisterende in de situatie belandt dat een patiënt zich discriminerend uitlaat, probeer er dan achter te komen wat de patiënt beweegt dergelijke opmerkingen te maken.

Eigenlijk is het, net als in de conflictsituatie, belangrijk om te onderzoeken welke gevoelens de situatie oproept. Ook hier geven gevoelens aan dat er een bepaalde behoefte is. Probeer in eerste instantie te luisteren met de intentie te zoeken naar gevoelens en behoeften. Als je boos wordt, is dat vaak olie op het vuur. Stel je voor dat de patiënt bang is dat je informatie niet goed doorgeeft, dan moet het gesprek dáárover gaan.

Voorbeeld: Een assistent van Turkse afkomst heeft een oudere, eveneens Turkse patiënt, keurig in het Turks te woord gestaan. De patiënt die achter de Turkse patiënt staat, zegt dat het hier wel Istanbul lijkt. Hij richt zich tot de assistent en zegt: 'Hee Turkie Turkie, ikke wille dokter zien.'

Vervolgens kun je feedback geven over de houding van de patiënt. Bijvoorbeeld: 'U kwetst mij met deze opmerking. Waarom bent u zo beledigend?' De man antwoordt lachend dat als Turken aan het werk zijn, het werk meestal fout gaat. De assistent zegt dat ze gediplomeerd doktersassistent is en vraagt waarop hij baseert dat zij haar werk fout gaat doen? Ze zou willen dat hij haar beoordeelt op haar vaardigheden als assistent en niet op haar afkomst. Als ze inderdaad fouten maakt die hem aangaan, wil ze dat graag van hem vernemen. En wanneer hij in de toekomst discriminerende opmerkingen blijft maken, wil ze geen gesprek meer met hem voeren.'

Het is belangrijk dat op de werkplek afspraken worden gemaakt over discriminatie en racisme. Als iedereen op dezelfde wijze reageert en de houding ten aanzien van discriminatie en racisme duidelijk is, zullen patiënten en cliënten snel weten waar ze aan toe zijn.

Als je aandacht hebt geschonken aan de oorzaak van discriminerend gedrag en de patiënt blijft zich discriminerend of racistisch uiten, geef dan duidelijk grenzen aan: wanneer wil je iemand nog wel helpen en wanneer wordt hulp bieden je onmogelijk gemaakt door het gedrag van de patiënt.

In een gezondheidscentrum in Utrecht kregen patiënten die zich misdroegen (en dat kon onder andere om discriminerende of racistische uitingen gaan) een gele kaart. Dat betekende dat ze voor een gesprek bij de directeur van het centrum werden verwacht. Tijdens dit gesprek konden ze aangeven waarom ze zich zo gedragen hadden. Vervolgens gaf de directeur aan wat de regels van het centrum waren en dat hij verwachtte dat de patiënten zich hieraan zouden houden. Het ging onder meer over de regel dat iedereen met respect diende te worden behandeld. De patiënten moesten een verklaring ondertekenen waarin stond dat ze kennis hadden genomen van de regels. Als ze zich nogmaals misdroegen, kregen ze weer een gele kaart, nu met een strafmaatregel: ze waren een maand niet welkom in het centrum. Wanneer voor een derde keer sprake was van misdragingen, konden de patiënten een rode kaart verwachten. Dat betekende dat ze uitgeschreven werden als patiënt van het centrum.

conclusie

De relatie tussen patiënt en assisterende in de gezondheidszorg is *niet gelijkwaardig*. Deze ongelijkwaardigheid kan al zoveel spanning opleveren dat een conflict onder de oppervlakte aanwezig is.
Omdat iedereen de situatie op een eigen wijze zal interpreteren (en dus op een eigen wijze zal reageren) is het belangrijk vanuit een *professionele houding* met de ontstane situatie om te gaan.

Op het moment dat er een conflict ontstaat, is er vaak een *spanning* tussen de personen aan de ene kant en de inhoud van het conflict aan de andere kant. Als je te veel bezig bent met het goed houden van de relatie die je met een patiënt hebt, kan dat ten koste gaan van de organisatie. Anderzijds kan het te star toepassen van regels of het vooropzetten van de belangen van een organisatie tot gevolg hebben, dat de relatie met de patiënt eronder lijdt.

Conflicten kunnen niet altijd worden voorkómen. Er zijn verschillende *handvatten* die een hulp kunnen zijn bij het voorkómen van conflicten of, als je midden in het conflict zit, hoe je hiermee het beste kunt omgaan. Kijk naar je eigen aandeel in het conflict (herken je eigen voorkeursstijl bij het hanteren van conflicten) en stel eventueel je eigen houding bij. Herken bijtijds signalen die tot conflicten kunnen leiden. Probeer tijdens het conflict na te gaan welke behoefte er achter gevoelens zit en om wat voor soort conflict het gaat. Zorg voor je eigen veiligheid als de situatie uit de hand loopt en maak afspraken over noodsituaties op je werkplek.

In de wijze waarop mensen *emoties* uiten, zijn verschillen te herkennen. Voor de assistent is het van belang, zelf de regie te houden tijdens een interactie met een emotionele patiënt: laat je niet overspoelen door de emoties van de ander. Besteed echter wel aandacht aan de emotionele reactie.

Discriminatie en racisme kunnen voorkomen in de relatie tussen hulpverlener en patiënt. Kijk naar de gevoelens en behoeften van de patiënt en geef waar nodig feedback over diens houding. Verbieden van discriminatie of vooroordelen is moeilijk, maar ga na welke oorzaak dit gedrag heeft. Vervolgens ga je onderzoeken wat je aan deze oorzaak kunt doen. Daarnaast is het belangrijk dat op de werkplek afspraken worden gemaakt over discriminatie en racisme.

samenvatting

Dit hoofdstuk gaat over conflictsituaties. Onder conflictsituaties verstaan we situaties waarbij de patiënt boos is, zich racistisch uit of discriminerende opmerkingen maakt. De relatie tussen patiënt en assisterende in de gezondheidszorg is niet gelijkwaardig. Deze ongelijkwaardigheid kan al zoveel spanning opleveren, dat een conflict onder de oppervlakte aanwezig is.

In de praktijk kom je zeker conflictsituaties tegen. Waarschijnlijk ervaart elke assistent dergelijke situaties op een eigen wijze. Omdat iedereen de situatie op eigen wijze interpreteert (en dus op eigen wijze reageert), is het belangrijk vanuit een professionele houding met de ontstane situatie om te gaan.

De aanleiding om ergens boos op te reageren kan verschillend zijn. We maken onderscheid tussen drie soorten conflicten: conflicten die gaan over de wijze waarop instellingen zijn georganiseerd, belangenconflicten en relationele conflicten. Wanneer kunnen situaties conflicten worden? De oorzaak kan aan factoren liggen die met de patiënt (of de assistent) zélf te maken hebben. Dit kunnen omstandigheden of emoties zijn. Er zijn psychische factoren, sociale, fysieke en culturele factoren.

Als je met een conflictsituatie te maken krijgt, kun je benoemen wat je waarneemt (zonder interpretatie). Dit kan een opening zijn voor een gesprek. Vervolgens is het belangrijk te onderzoeken welke gevoelens de situatie oproept. Vaak geven gevoelens aan dat er een bepaalde behoefte is.

Op het moment dat er een conflict ontstaat, zal er spanning zijn tussen de personen aan de ene kant en de inhoud van het conflict aan de andere kant. Als je te veel bezig bent met het goed houden van de relatie die je met een patiënt hebt, kan dat ten koste gaan van de organisatie (bijvoorbeeld dat je je aan bepaalde regels moet houden). Anderzijds kan het te star toepassen van regels of het vooropzetten van de belangen van een organisatie tot gevolg hebben, dat de relatie met de patiënt eronder lijdt.

Over het algemeen zijn er verschillende stijlen te herkennen, waarmee mensen met conflicten omgaan: ontlopen, confronteren, forceren, toegeven of compromissen zoeken.

Er zijn diverse handvatten die hulp kunnen bieden bij het voorkómen van conflicten of, als je midden in het conflict zit, hoe je hiermee het beste kunt omgaan:

- Accepteer dat conflicten niet altijd kunnen worden voorkomen.
- Probeer op tijd signalen te herkennen van situaties die conflicten kunnen worden. Ga dan preventief te werk.
- Als je met een conflict te maken krijgt, weet dan wat je eigen aandeel in dit conflict is.
- Tijdens een conflict is het vervolgens van belang om actief te luisteren. Probeer na te gaan welke behoefte er achter deze gevoelens zit.
- Als je tijdens het conflict voelt dat je boos wordt op de ander en je wilt dit uiten, bestaat de kans dat een conflict gaat escaleren. Beter is het om te ervaren wat je voelt en welke behoefte achter je eigen gevoelens zit. Als je praat over wat je nodig hebt, in plaats van wat fout is aan de ander, zal er eerder naar je geluisterd worden.
- Als je wat wilt zeggen over het gedrag van de ander, doe dit dan via de regels van feedback.
- Het kan helpen onderscheid te maken in het soort conflict.
- Leer je eigen voorkeursstijl van conflicthantering kennen. Wat levert dit je op en wanneer belemmert het je. Pas eventueel eens een andere stijl toe dan je gewend bent.
- Als je tijdens een conflict het gevoel krijgt dat de situatie uit de

hand loopt en je eigen veiligheid in het geding komt, zorg dan voor jezelf.
– Zijn er op de werkplek afspraken gemaakt wat er moet gebeuren in een noodsituatie?

In de wijze waarop mensen emoties uiten, zijn verschillen te herkennen. Voor de assistent is het van belang zelf de regie te houden tijdens een interactie met een emotionele patiënt: laat je niet overspoelen door de emoties van de ander, maar besteed wel aandacht aan de emotionele reactie. Wanneer de patiënt overmand wordt door emotie, schenk daaraan dan eerst aandacht.

Als je niet zeker weet hoe iemand zich voelt na een schokkend bericht te hebben gehoord, kun je beginnen met het stellen van een open vraag: hoe voelt u zich? Als je zeker bent van de emotie van de patiënt, kun je een richtinggevende vraag stellen. Daarna volgt het actief luisteren: wat heeft iemand te zeggen en hoe wordt het verteld.

Het uiten van emoties maakt mensen kwetsbaar. Naarmate iemand een situatie als veiliger ervaart en acceptatie van anderen verwacht, zullen emoties gemakkelijker worden getoond.

Discriminatie en racisme kunnen voorkomen in de relatie tussen de hulpverlener en de patiënt. Als je als assisterende in de situatie belandt dat een patiënt zich discriminerend uitlaat, probeer er dan achter te komen wat de patiënt beweegt dergelijke opmerkingen te maken.

Eigenlijk is het net als in de conflictsituatie belangrijk om te onderzoeken welke gevoelens de situatie oproept. Vervolgens kun je ook feedback geven over de houding van de patiënt.

Verbieden is niet de beste manier om discriminatie of vooroordelen te bestrijden. Ga na welke oorzaak dit gedrag heeft, vervolgens onderzoek je wat je aan deze oorzaak kunt doen. Daarnaast is het belangrijk dat op de werkplek afspraken worden gemaakt over discriminatie en racisme.

Literatuur

Goleman D. Emotionele intelligentie. Amsterdam/Antwerpen: uitgeverij Contact, 1997.
Gordon Th. Luisteren naar elkaar. Antwerpen: De Nederlandse Boekhandel, 1976.

Huijts JH e.a. Ik zei de gek. Baarn: Ambo, 1983.
Özüm Y. Lesgeven over migranten. Woerden: Nationaal Instituut voor Gezondheidsbevordering en Ziektepreventie, 1995.
Prein H. Trainingsboek conflicthantering. Houten/Diegem: Bohn Stafleu Van Loghum, 1996.
Rosenberg MB. Geweldloze communicatie. Rotterdam: Lemniscaat, 1998.
Vries D de. Huisarts en patiënt: Cahiers over communicatie en attitude (Hoezo verbouwen? Over omgaan met conflicten en agressie). Utrecht: Nederlands Huisartsen Genootschap, 1999.

5 Omgaan met cultuurverschillen

leerdoelen Aan het eind van dit hoofdstuk kun je:
– een beschrijving geven van het begrip: 'multiculturele samenleving'
– een aantal gevolgen noemen van het feit dat de Nederlandse samenleving multicultureel is
– de communicatie afstemmen op mensen met een andere culturele en levensbeschouwelijke achtergrond
– mogelijkheden toepassen om te communiceren met mensen die een andere moedertaal hebben.

Praktijkvoorbeeld
Abdel Massouira is patiënt in de praktijk van tandarts Van den Hemel. Assistent Astrid kent meneer Massouira goed, omdat hij voor een aantal wortelkanaalbehandelingen vaak in de praktijk moet zijn. Het is best een aardige man, maar wat de assistent irriteert, is dat hij haar nooit aankijkt als ze met hem praat.
De eerste paar keren deed Astrid veel moeite oogcontact met meneer Massouira te krijgen. Ze wachtte bijvoorbeeld met haar uitleg tot hij haar zou aankijken, maar dat gebeurde niet. Het leek of hij haar blik expres ontweek, want hij bleef strak naar de punten van zijn schoenen staren.
Astrid vindt het onbeleefd dat de man haar niet aankijkt en bovendien heeft ze er geen idee van of hij begrijpt wat ze uitlegt. Nu doet ze niet veel moeite meer om contact met hem te krijgen. Ze geeft hem een briefje met de tijd voor de volgende afspraak en mompelt goedemorgen.

5.1 Wat is cultuur?

Een multiculturele samenleving is een samenleving waarin mensen met verschillende culturele achtergronden leven. Een reden voor vermenging van culturen is dat in Nederland mensen zijn komen wonen die gesocialiseerd zijn in andere landen.

definitie cultuur   Wat is dat, een culturele achtergrond? Het begrip 'cultuur' kan als volgt worden uitgelegd: *cultuur is een gemeenschappelijke wereld van ervaringen, waarden en kennis, die een bepaalde sociale eenheid kenmerkt.* Een sociale eenheid kan een land zijn, maar ook een bepaalde groep mensen die dezelfde geloofsovertuiging aanhangt of mensen die in dezelfde provincie wonen. Zelfs dichter bij huis kan cultuur al bestaan binnen een familie of binnen een bedrijf.

Hoewel cultuur dus niet slechts verbonden is met een bepaald land, spreken we in dit hoofdstuk wel over culturen uit allerlei verschillende landen. Voor alle duidelijkheid moet hieraan toegevoegd worden: dé cultuur van een land bestaat niet. In grote lijnen kun je spreken over een cultuur van een bepaald land. Denk echter niet dat elke persoon uit dat bepaalde land ook een vertegenwoordiger is van de cultuur van dat land. Voorbeeld: voor de Nederlandse cultuur is het koningshuis belangrijk. Er zijn ook Nederlanders die daar totaal anders over denken.

Als je aan mensen vraagt wat de cultuur van hun land is, vinden ze het moeilijk daarop een antwoord te geven. Maar wanneer deze mensen communiceren, aan het werk zijn, zich met sociale activiteiten bezighouden en dergelijke, dan is hun cultuur wel zichtbaar.

cultuurlagen   Een cultuur wordt zichtbaar door de waarden die belangrijk zijn in deze cultuur. Of door de rituelen die gebruikt worden, de helden die vereerd worden, de symbolen die gebruikt worden. Hierna zijn de verschillende lagen vermeld die een cultuur kunnen vertegenwoordigen:
- De kern van een cultuur, de diepste laag, zijn de *waarden* die belangrijk zijn in deze cultuur. De waarden van een cultuur omvatten wat een groep mensen goed of slecht vindt lelijk of mooi,

natuurlijk of onnatuurlijk. Zo kan bijvoorbeeld in Nederland, wat in Amerika nog uit den boze is: trouwen van homofiele paren.
- De tweede laag zijn de *rituelen* die van belang zijn voor een cultuur. Rituelen zijn handelingen die niet echt nodig zijn om een doel te bereiken, maar die binnen een cultuur als belangrijk worden beschouwd. Een ritueel van de katholieke kerk is de doop van een pasgeboren kind; een ritueel in de islam is de besnijdenis van jonge jongens.
- Een derde laag van een cultuur wordt vertegenwoordigd door *helden*. Helden zijn personen of figuren die voor een bepaald gedrag staan. Het maakt niet uit, of dit nu echte personen zijn of stripfiguren. Helden kunnen levende personen zijn of dode. Denk aan Nelson Mandela in Zuid-Afrika, Superbarrio in Mexico, Napoleon in Frankrijk en Marilyn Monroe in de Verenigde Staten.
- Ten slotte zijn er in een cultuur bepaalde *symbolen*. Dit is de meest oppervlakkige laag. Symbolen zijn woorden, gebaren, afbeeldingen of voorwerpen, die met name worden begrepen door leden van de cultuur. Kleding hoort daarbij, haardracht, statussymbolen, voorwerpen. Denk aan dingen als Coca Cola, Ajax, Eiffeltoren, bolhoed, dubbeldekker, vlaggen.

5.2 Bewust worden van je eigen cultuur

Voor je naar andere culturen gaat kijken, is het belangrijk dat je je bewust wordt van je eigen cultuur. Je beoordeelt culturen immers vanuit je eigen cultuur. Je eigen cultuur is wat je kent, wat vertrouwd is en wat jij als normaal beschouwt. De neiging bestaat om van andere culturen te denken dat ze afwijken van wat jij normaal vindt. Dat gebeurt omgekeerd dus ook: iemand die in een niet-Nederlandse cultuur is gesocialiseerd, kijkt naar de Nederlandse cultuur en beschouwt deze als afwijkend van wat hij normaal vindt. (Bedenk dat afwijkingen negatief, maar ook positief kunnen uitvallen!)

Een voorbeeld: in Nederland zijn we niet gewend onze emoties te veel te tonen, dat gebeurt dus ook niet tijdens begrafenissen. In Algerije wordt een begrafenis begeleid met luide klaagzang, schreeuwen en huilen. Vanuit Nederlandse ogen wordt misschien wat geschokt naar de Algerijnse begrafenis gekeken: zoveel geschreeuw zijn we niet gewend. Vanuit Algerijnse ogen wordt misschien geschokt naar de Nederlandse begrafenis gekeken: zou de dode zo weinig geliefd zijn geweest dat er geen emoties zichtbaar zijn?

Dat je je cultuur niet even terzijde kunt schuiven en vanuit een andere cultuur kunt leven en denken, blijkt uit het feit dat je cultuur een onderdeel is geworden van jezelf: hoe je denkt, handelt en voelt.

> 'Dit project is een van de moeilijkste die ik ooit onder handen heb gehad,' vertelt Wiggers. 'Want ik ben blank. Toen ik in 1997 in Ghana fotografeerde, vloog een zwarte Amerikaan mij in de haren. "Jij kunt dit niet vastleggen, want jij kunt onze cultuur niet voelen," zei hij. Ik ben het niet met hem eens; ik kan toch ook een fotoreportage van seropositieve verslaafden maken zonder dat ik seropositief en verslaafd ben? Toch ben ik door hem behoorlijk onzeker geworden.'

Figuur 5.1
Jij kunt onze cultuur niet voelen.
Bron: *onzeWereld*, februari 2000. Artikel over fotograaf Petterik Wiggers. Hij legt overeenkomsten vast tussen culturele uitingen in Ghana, Suriname en de Bijlmer.

Hoe je denkt, handelt en voelt komt voort uit:
- *De menselijke natuur*: dit is wat alle mensen op de wereld gemeenschappelijk hebben. Emoties die we voelen (angst, woede, liefde, vreugde, verdriet), de behoefte bij andere mensen te horen, de behoefte om te spelen, enzovoort. Maar wat je met deze gevoelens doet, hoe je uiting hieraan geeft, wordt bepaald door de cultuur.
- *Je persoonlijkheid*: het stuk dat helemaal van jezelf is. Niemand anders op de wereld heeft dit. De persoonlijkheid wordt gevormd door eigenschappen die gedeeltelijk zijn aangeboren en die gedeeltelijk zijn aangeleerd. Aangeleerd is: door de cultuur en door individuele ervaringen.
- *Je cultuur*: die bepaalt hoe je uiting geeft aan emoties, welke mo-

gelijkheden jouw cultuur biedt om ervaringen op te doen en welke waarden belangrijk zijn om te leren en naar te leven.

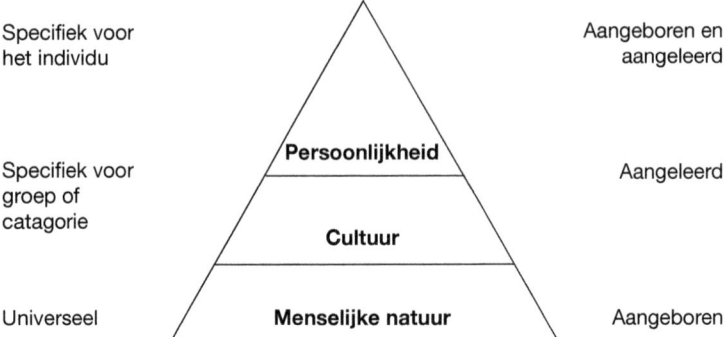

Figuur 5.2
Het denken, handelen en voelen van mensen, komt voort uit de menselijke natuur, de cultuur en de eigen persoonlijkheid.

> Het betreft gokverslavingen, schulden, 'gestoorde agressieregulatie', huisvestingsproblemen, werkloosheid, mishandelingen. Het gaat over uit de familie verstoten, gescheiden vrouwen zonder verblijfsvergunning, over onderdrukte homoseksualiteit, over vermoorde familieleden en vooral: gekrenkte trots, sociaal isolement, rouw, eenzaamheid en ontheemding. Een klassiek voorbeeld: een Marokkaanse man, die slecht Nederlands spreekt, bouwt al jaren een huis in Marokko. Hij geeft gul geld weg in zijn geboorteland, maar heeft torenhoge schulden in Nederland. Hij is permanent gefrustreerd en agressief, wat weer gevolgen heeft voor de verhoudingen in het gezin. Van dit voorbeeld bestaan vele, en veel zwaardere varianten.
> Bijna altijd is er ook sprake van, zoals dat in jargon heet, meervoudige problematiek. Antropologe en psychotherapeute Suzanne Heezen: 'Dat is een groot verschil met Nederlandse cliënten: de problemen van allochtonen liggen vaak op vele gebieden tegelijk. Wij zien veel sociale problematiek. En veel spanningen die ontstaan door het moeten overbruggen van culturele verschillen.'

Figuur 5.3
Grote problematiek bij verplaatsing van de ene cultuur naar de andere.
Bron: *Volkskrant Magazine*, 11 maart 2000. Artikel over de toename van migranten in de geestelijke gezondheidszorg. GGZ kan de toeloop niet aan.

5.3 Verschillen tussen culturen

In de Nederlandse cultuur zijn onder andere de volgende waarden van belang:
- Iedereen is gelijkwaardig.
- Iedereen heeft recht op privacy.
- Iedereen mag emoties tonen; het is niet aan alleen vrouwen voorbehouden.
- Iedereen heeft recht op meningsuiting.
- In ons systeem wordt rekening gehouden met de toekomst, bijvoorbeeld via pensioenen, vooruitdenken over toekomstige vergrijzing, enzovoort.

Aan de hand van de volgende verdeling, zou je kunnen kijken naar verschillen tussen culturen.

Hoe kijkt men in een bepaalde cultuur tegen de mensen met macht aan? Zijn degenen die aan de macht zijn gemakkelijk of moeilijk te benaderen? En in hoeverre accepteert de bevolking deze macht?

afstand tot de macht

In landen waar de afstand tot de mensen met macht niet zo groot is, bijvoorbeeld in Nederland, is het belangrijk dat de ongelijkheid tussen mensen klein is. Ouders en kinderen behandelen elkaar gelijkwaardig. Op school verwachten docenten initiatieven van leerlingen. Als macht wordt gebruikt, zijn daar duidelijke normen voor van wat goed en kwaad is.

In landen waar de afstand tot mensen met macht groot is, zoals in Arabische landen, is het belangrijk dat de ongelijkheid tussen mensen er wel is. Ouders leren kinderen gehoorzaamheid en kinderen hebben respect voor ouders. Op school neemt de docent alle initiatieven. Wie macht heeft, heeft gelijk en is goed.

Figuur 5.4
Voorbeeld van grote machtafstand in Cuba.
Bron: Viva, 27 maart 2000. Artikel over vrouwen met een baan in het buitenland.

> Cuba is zeer hiërarchisch en veel mensen zijn niet gewend zelf beslissingen of iniatief te nemen - de staat regelt tenslotte alles. Het komt regelmatig voor dat, als je eindelijk de secretaresse van de juiste functionaris te pakken hebt, zij niet eens een afspraak in zijn agenda kan noteren voordat ze heeft overlegd met haar baas.

> **Praktijkvoorbeeld**
> Zoals je hebt kunnen lezen, is Nederland een land met een geringe machtafstand: je kunt iedereen die een bepaalde vorm van macht heeft aanspreken, tegenspreken of om uitleg vragen. Wat zou er dan gebeuren als iemand die gewend is om respect te hebben voor en gehoorzaam te zijn aan machthebbers, in Nederland komt. Hij zit tegenover een dokter (dat is een machthebber) en de dokter vraagt wat hij zelf zou willen. Waarschijnlijk raakt hij in de war, want hij is niet gewend om zelf mee te denken. Dat hoort een dokter voor hem te doen.

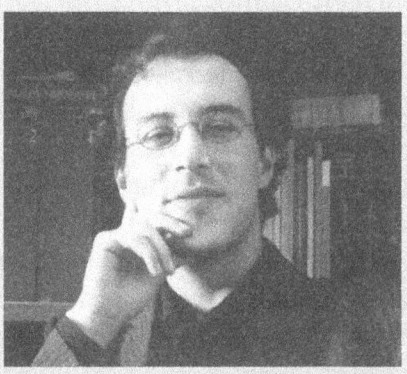

Figuur 5.5
Sadik Harchaoui beschrijft hier hoe hij tussen twee culturen zit.
Bron: onzeWereld, februari 2000. Artikel over Sadik Harchaoui. Hij maakt een grote kans over drie jaar de eerste rechter van Marokkaanse afkomst in Nederland te zijn.

'Aan de hand van het islamitisch geloof en bepaalde familietradities leren Marokkanen hun kinderen deugdzaam te leven. Het plegen van strafbare feiten is een doodzonde. Het ontbreekt Marokkaanse ouders in Nederland echter aan machtsmiddelen om ongewenst gedrag van hun kinderen afdoende te bestraffen.' Lijfstraffen en het sturen van kinderen naar Marokko om 'heropgevoed' te worden zijn de sancties die in de Nederlandse samenleving niet geaccepteerd worden. 'Terecht, maar de enige straf die dan overblijft is uitstoting. Daarmee ontsnapt het kind aan het ouderlijke gezag en de sociale controle, die in de Marokkaanse samenleving nog steeds bestaat. De jongere is opeens zelf verantwoordelijk en kan die nieuw verkregen vrijheid vaak niet aan. Uit onderzoek blijkt dat jongeren die los komen te staan van hun ouders een veel grotere kans lopen om in de criminaliteit te belanden.'
Volgens Harchaoui geldt dit slechts voor een kleine groep Marokkanen, waar de aandacht wordt op gevestigd. 'De meeste Marokkaanse jongeren weten geweldig tussen twee culturen te functioneren.' Zo ook Harchaoui. Hij nam de controle over zijn leven in eigen hand, zonder dat het de verhouding met zijn ouders beïnvloedde. 'Ik moest en zou naar het vwo. Mijn ouders vonden dat je leraren, die volgens hen het gezag vertegenwoordigen, moest gehoorzamen. Openlijk over mijn wens praten behoorde niet tot de mogelijkheden. Maar ik vulde in die tijd alle papieren zelf in en heb me gewoon opgegeven voor de brugklas havo/vwo. Mijn vader kwam er pas drie jaar later achter dat ik voortgezet wetenschappelijk onderwijs volgde.'

Leven de mensen van een cultuur in groepen of leven ze meer op zichzelf?
In landen waar mensen in groepen leven, zoals een aantal Zuid-Amerikaanse landen, leven ze in hechte familiegroepen samen. Deze familie biedt bescherming. Je moet loyaal zijn aan je familie. Als je iets verkeerd doet, word niet alleen jij, maar je hele familie daarop aangekeken. Verder leren de kinderen denken in termen van 'wij'. En het privéleven is minder belangrijk dan het groepsleven. Gelijkheid is belangrijker dan vrijheid.
In landen waar mensen meer op zichzelf leven, zoals de Verenigde Staten of Nederland, is het belangrijk dat je opgroeit met het idee dat je voor jezelf en eventueel voor je gezin kunt zorgen. Als je iets verkeerd hebt gedaan, ben jij de enige die daarop wordt aangekeken. Kinderen leren denken in termen van 'ik'. Iedereen heeft recht op privacy. Vrijheid is belangrijker dan gelijkheid.

> Rob Oudkerk van de PVDA zei op de IKON-radio dat het beroepsgeheim van artsen doorbroken mag worden als ze te maken krijgen met slachtoffers van genitale verminking. Openheid lijkt ook mij van wezenlijk belang. Waarom zou je niet open zijn? Uit angst vreemdelingenhaat te voeden? Mensen die daarmee zijn behept, vinden altijd wel een argument om hun ideeën in stand te houden. Nu vinden ze dat allochtone vrouwen geslagen honden zijn, straks dat ze te geëmancipeerd zijn en 'onze' banen innemen. Uit bezorgdheid om vrouwen die vrijuit spreken? Volgens sommige bronnen zouden degenen die dat hebben gedaan worden bedreigd vanuit hun eigen gemeenschap. Biedt bescherming, maar laat ze hun verhaal doen. Openheid betekent ook het geven van informatie. Het is essentieel te weten dat genitale verminking op geen enkele manier is terug te voeren op de islam. Nergens in de Koran staat dat vrouwen dit lot mogen ondergaan.
> De strijd ertegen zal het effectiefst zijn als ze niet wordt gevoerd vanuit een houding van culturele superioriteit of overdreven medelijden, maar vanuit respect voor de afspraken over de rechten van het kind.

Figuur 5.6
Leven in een gemeenschap kan bescherming bieden. Maar als er te vrijuit wordt gesproken, tegen de wil van de groep in, kan de gemeenschap ook bedreigend zijn.
Bron: *Volkskrant Magazine*, 18 maart 2000. Artikel over de bestrijding van vrouwenbesnijdenis.

> Praktijkvoorbeeld
> Stel je voor dat je uit een land komt, waar het familieleven belangrijk is. Als een familielid ziek is, draagt iedereen er zorg voor dat deze zieke verzorgd en beschermd wordt. Als een familielid in een Nederlands ziekenhuis is opgenomen, gaat dus de hele familie de zieke bezoeken. Op de afdeling van het ziekenhuis krijgt de familie vervolgens te horen dat de tien familieleden niet welkom zijn, omdat het te druk is.
> Voor de familie is dit onbegrijpelijk, want de zorg draag je immers niet alleen, maar met z'n allen. Voor de Nederlandse verpleging (die opgegroeid is in een samenleving die meer op zichzelf is) is het raar dat de hele familie binnenkomt. Men denkt: 'De familie bezorgt veel overlast en ze kunnen toch ook om de beurt komen?'

Moeten de mannen in een bepaalde cultuur hard en assertief zijn? Gericht op succes en geld? En vrouwen bescheiden en teder en gericht op de kwaliteit van het bestaan? Dan is de samenleving heel mannelijk. Maar als mannen én vrouwen emoties mogen tonen, bescheiden en teder kunnen zijn en zich kunnen bezighouden om een goede en zinvolle inhoud aan hun leven te geven, dan is de samenleving vrouwelijk.

mannelijke of vrouwelijke samenleving

In landen met een mannelijke samenleving, zoals Japan of Italië, zijn materieel succes en geld belangrijk. Vader houdt zich bezig met feiten en moeder met gevoelens. De sterken moeten kansen krijgen. Conflicten worden opgelost door ze uit te vechten.
In vrouwelijke samenlevingen, zoals Nederland of Zweden, is de sociale zorg belangrijk: zorgen voor anderen en voor de omgeving. Mensen en persoonlijke relaties zijn belangrijk. Vader én moeder houden zich bezig met feiten en gevoelens. Men voelt mee met de zwakken, conflicten worden opgelost door onderhandelingen.

> De Chinese autoriteiten kunnen het loeren in de slaap- en huiskamers niet laten. Daardoor hebben ze gemerkt dat overspel en echtelijk geweld de spuigaten uitlopen. Ze hebben besloten daar paal en perk aan te stellen. De twintig jaar oude huwelijkswet zal worden veranderd, en men studeert nog op een methode om te maken dat mannen hun vrouw minder slaan.
>
> Als hoge functionaris van het Nationale Volkscongres weet de heer Hu Kangsheng alles over mannen die vreemdgaan of hun vrouw mishandelen. Sommige mannen die rijk en machtig worden, zei hij, vervallen in het decadente feodale gedrag van vroeger, of tot de even decadente levensstijl van het Westen. Dan nemen ze een concubine of een tweede, soms zelfs een derde vrouw. En dan vervallen ze in de oude macho-gewoonte om hun vrouw slaag te geven.
>
> De echtscheidingswet van 1980 maakt het mogelijk het huwelijk snel te ontbinden 'als aan de wederzijdse genegenheid een eind is gekomen'. De invoering van die wet was een revolutie in een land waar scheiding praktisch een privilege was van de elite. De Grote Stuurman Mao trouwde zelf vier keer en werkte een eindeloze stoet vrouwen af, maar de gewone Chinees kreeg van de partij te horen dat scheiden een decadente westerse gewoonte was van burgerlijke individualisten.
>
> Nog altijd schijnt het doorsnee Chinese huwelijk voornamelijk te bestaan uit sleur en berusting.

Figuur 5.7
Voorbeeld van de gang van zaken in een mannelijke samenleving.
Bron: *Volkskrant*, 18 maart 2000. Chinese regering wil overspel aanpakken.

Praktijkvoorbeeld

Een patiënt, afkomstig uit een cultuur met een mannelijke samenleving, meldt zich bij een apotheek. De medicijnen die hij nodig heeft en gisteren bestelde, blijken er nog niet te zijn. De assistent (die opgegroeid is in een vrouwelijke samenleving) heeft geleerd om in dergelijke situaties te onderhande-

> len. Welke oplossingen kunnen voor dit probleem worden gevonden?
> Het zou kunnen zijn dat de patiënt niet openstaat voor deze onderhandeling, omdat hij dat vanuit zijn cultuur niet heeft geleerd. Wellicht is hij assertief, boos en wil de strijd aangaan.

In hoeverre voelt men zich in een cultuur bedreigd door onzekere of onbekende situaties? Als daarvan sprake is, zullen er veel regels en wetten zijn in zo'n cultuur. Want via regels kun je onverwachte situaties onder controle proberen te houden. En via religieuze rituelen worden de goden alvast gunstig gestemd voor alles wat nog kan komen. Als men zich in een cultuur niet zo bedreigd voelt, zullen er ook minder regels en wetten zijn. En minder rituele uitingen.

(on)zekerheid

In landen waar men zich niet erg bedreigd voelt door onzekere situaties, zoals Zweden, Denemarken of Singapore, zijn bijvoorbeeld de volgende waarden van belang: wat anders is, is interessant. Onzekerheid is een normaal onderdeel van het bestaan. Er is weinig stress en er moeten niet meer regels zijn dan noodzakelijk is. Afwijkende ideeën worden geaccepteerd.

In landen waar men zich sneller bedreigd voelt door onzekere situaties, zoals Portugal of Turkije, zijn bijvoorbeeld de volgende waarden van belang: wat anders is, is gevaarlijk. Onzekerheid wordt ervaren als een voortdurende bedreiging die men onder controle moet krijgen. Er is veel stress en er zijn veel wetten en regels die heel precies zijn. Afwijkende ideeën moeten worden onderdrukt.

Praktijkvoorbeeld
Een patiënt afkomstig uit een land waar men zich snel bedreigd voelt door onzekere situaties, komt in Nederland wonen. Er is dan al reden genoeg om zich onrustig en gestrest te voelen, hij is immers in een vreemde cultuur terechtgekomen. Alles is onbekend en onzeker. Alleen al het feit dat hij niet op de hoogte is van de (ingewikkelde) regels binnen onze gezondheidszorg kan voor stress zorgen: je moet een zorgverzekering hebben, ponsplaatje, verwijsbrieven, afspraken, controleafspraken en ga zo maar door.

De laatste verdeling gaat over de mate waarin een cultuur vasthoudt aan tradities en op het verleden gericht is en in hoeverre een cultuur op de toekomst gericht is.

Het blijkt dat landen die vasthouden aan tradities (bijvoorbeeld Pakistan) weinig geld voor investeringen hebben, omdat er niet gespaard wordt. Ook kenmerkend is, dat men direct resultaat wil zien. (Het is moeilijk om op de langere termijn te plannen.)

In landen waar men wel op de toekomst is gericht (zoals Hongkong of Japan), zijn bijvoorbeeld de volgende waarden van belang: men past de tradities aan de moderne omgeving aan. Er is veel geld beschikbaar voor investeringen, er is veel doorzettingsvermogen om op de lange termijn resultaten te kunnen zien.

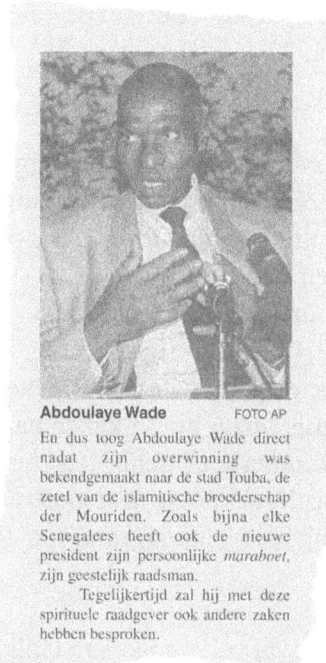

Abdoulaye Wade FOTO AP

En dus toog Abdoulaye Wade direct nadat zijn overwinning was bekendgemaakt naar de stad Touba, de zetel van de islamitische broederschap der Mouriden. Zoals bijna elke Senegalees heeft ook de nieuwe president zijn persoonlijke *maraboet*, zijn geestelijk raadsman.
Tegelijkertijd zal hij met deze spirituele raadgever ook andere zaken hebben besproken.

Figuur 5.8
Tradities als het raadplegen van een maraboet zullen wel altijd blijven bestaan.
Bron: *de Volkskrant*, 18 maart 2000. Abdoulay Wade is gekozen tot de nieuwe president van Senegal.

> **Praktijkvoorbeeld**
> Een patiënt (afkomstig uit een traditioneel georiënteerd land) komt bij de tandarts. Hij meldt zich met tandpijn. De tandarts zal het probleem op zijn eigen deskundige wijze aanpakken, zonder daarbij aandacht te besteden aan de achtergrond van deze patiënt en zeker niet aan diens tradities. Na de behandeling adviseert hij deze patiënt antibioticum te gebruiken en na zeventien dagen wordt de patiënt terugverwacht.
> De patiënt keert inderdaad terug, maar de problemen zijn niet verbeterd. Als de tandarts probeert om te achterhalen hoe dit kan, blijkt dat de patiënt na vijf dagen met de antibioticumkuur is gestopt. Hij had onmiddellijk resultaat verwacht. Toen dit resultaat uitbleef, besloot de man de kuur niet af te maken. Het hielp toch niet.

Als je volgens de hiervoor genoemde verdeling kijkt naar de verschillen tussen culturen, ben je beter in staat om te begrijpen wat de invloed van een cultuur is op mensen. Dus ook de invloed van je eigen cultuur op jezelf.

Wanneer je per cultuur specifieke kennis zou verzamelen (bijvoorbeeld over Marokko), krijg je een opsomming van de geografie, de taal, de geschiedenis, de gebruiken, de hygiëne, enzovoort. Deze informatie is belangrijk, maar bij het kijken naar verschillende culturen niet volledig. Je moet je namelijk eerst bewust worden van de invloed van je eigen cultuur vóór je naar andere culturen kunt kijken. Dus is het belangrijk de achtergrond van de verschillende culturen te kennen.

De opsomming van de vijf belangrijke verschillen tussen culturen is zeker niet compleet. En het is zeker niet zo zwart-wit als het hier beschreven staat. Het geeft slechts een beeld van de verschillen in waarden tussen culturen.

Hoewel hier de verschillen tussen culturen wat nadrukkelijker staan beschreven, zijn er natuurlijk ook veel overeenkomsten tussen culturen. Bijvoorbeeld de behoefte om feest te vieren, om informatie uit te wisselen, om samen te zijn, om gezond te zijn en ga zo maar door. Blijf altijd openstaan voor overeenkomsten. Ga niet per definitie uit van het verschil.

Bedenk ook dat iemand uit een bepaalde cultuur niet de vertegenwoordiger van die cultuur hoeft te zijn! Een patiënt die uit een mannelijke samenleving komt, kan net zo goed openstaan voor onderhandelingen en de strijd niet aangaan als een Nederlandse patiënt. Zo kan een Nederlandse patiënt ook het conflict opzoeken en niet openstaan voor onderhandelingen.

Het zijn slechts voorbeelden van de wijze waarop vermenging van waarden kan verlopen.

5.4 Nederlandse samenleving: multiculturele samenleving

In een multiculturele samenleving komen dus mensen samen die verschillende culturele achtergronden hebben. En met deze achtergronden brengen ze verschillende waarden mee, verschillende rituelen, helden en symbolen. En deze waarden, rituelen, helden en symbolen van mensen met een niet-Nederlandse achtergrond vermengen zich met waarden, rituelen, helden en symbolen van de Nederlandse cultuur.

Je hebt hiervoor al aan de hand van voorbeelden kunnen lezen tot welke verwarring het kan leiden als waarden uit verschillende culturen zich met elkaar vermengen. En ook al ben je je er misschien niet zo van bewust, allerlei culturele patronen kom je in het dagelijks leven steeds tegen: ze blijken uit het ritme van de dag, de wijze van begroeten, hoe families samenleven, zelfs uit de wijze waarop maaltijden worden samengesteld.

5.4.1 Dagelijks leven in de multiculturele samenleving

De afgelopen veertig jaar is op straat steeds meer te zien dat culturen zich met elkaar vermengen in Nederland. Je ziet mensen met andere kleding, andere huidskleur, andere haardracht. Er verschijnen moskeeën, theehuizen, zwarte markten. Er zijn nieuwe winkels met vreemde producten, andere talen zijn overal te lezen, nieuwe muziek is hoorbaar, er is aandacht op het journaal voor andere culturen en in de kranten en tijdschriften.

Veel Nederlanders reageren met enthousiasme op deze culturele verrijking: ze kopen de andere producten, leren Afrikaans dansen en eten Grieks, Chinees of Thai.

Regionale en lokale projecten ontstaan die erop zijn gericht migranten bij de Nederlandse samenleving te betrekken. Dit worden *integratieprojecten* genoemd. Een voorbeeld is een vrouwenproject in Utrecht: vrouwen leren andere vrouwen Nederlands en geven inzicht in zichtbare en onzichtbare regels van de Nederlandse samenleving. Omgekeerd leren de Nederlandse vrouwen bijvoorbeeld ander eten te koken en andere manieren van omgaan met elkaar.

Mensen uit verschillende culturen hebben verschillende dagelijkse gewoonten, andere dagindelingen, andere voedingspatronen, andere manieren van gespreksvoering of begroetingen.

Bij een Nederlandse begroeting kan een migrant zich ongemakkelijk voelen: je kijkt elkaar recht in de ogen en je geeft een stevige hand. Iemand de hand geven kan juist aangevoeld worden als het creëren van afstand. Een informeel 'dag' of 'hallo' roepen kan op migranten onbeleefd overkomen. Vooral wanneer kinderen dit roepen naar volwassenen. De regels voor begroetingen bij migranten zijn vaak gedetailleerder dan de Nederlandse omgangsvormen.

In het Nederlandse familieleven neemt het aantal een- of tweepersoonshuishoudens toe en bij gezinnen met kinderen zijn er vaak gemiddeld twee kinderen. Veel migrantengroepen hebben dikwijls wat grotere gezinnen dan de Nederlanders. Opa's en oma's kunnen inwonen. Er kan in migrantengezinnen scherper onderscheid worden gemaakt tussen mannen- en vrouwenrollen dan we in Nederland gewend zijn. In de Turkse, maar vooral de Marokkaanse gezinnen, wordt gestreefd naar aparte ruimten voor mannen en vrouwen.

5.4.2 Cultuurverschillen in de gezondheidszorg

Het is belangrijk ook stil te staan bij de cultuurverschillen in de gezondheidszorg.

wetenschappelijke basis

In Nederland kijkt men op een wetenschappelijke basis naar ziekzijn en beter worden. Ziekten worden geconstateerd en bewezen. Een manier om een ziekte te constateren is bijvoorbeeld via bloedonderzoek, of het nakijken van urine of ontlasting. De vraag of een migrant met een islamitische achtergrond een flesje urine wil inleveren, kan op onbegrip stuiten. Menselijke afscheidingsproducten zijn in hun ogen onrein.

Waar men in Nederland ervan uitgaat dat je beter wordt door medicijnen, operaties, goede zorg, is dit voor veel migranten niet vanzelfsprekend. Ziekte kan volgens hen namelijk ook veroorzaakt worden door krachten buiten de mens: voorouders, de geest der dingen, het boze oog. (Het is dan een probleem een Marokkaanse patiënt met epilepsieaanvallen te begeleiden, als hij ervan overtuigd is door geesten bezeten te zijn.)

krachten buiten de mens

Verder gaan in Nederland de patiënten vrij individueel langs allerlei hulpverleners. Voor migranten is dat anders; we hebben al gelezen dat migranten de familie betrekken bij ziekte. Bovendien wordt met een hulpverlener een vertrouwensband opgebouwd. Van de ene hulpverlener naar de volgende hulpverlener gaan, past bij hen dus niet in dit patroon.

Er bestaat 'zorg op maat' in Nederland: precies die hoeveelheid zorg die nodig is bij bepaalde personen met bepaalde problematiek. Daarvoor zijn standaarden ontwikkeld. Die standaarden blijken niet altijd te passen bij migranten: Aziatische pasgeboren kinderen liggen opvallend vaak in een couveuse. De standaardregel in Nederland is, dat te lichte kinderen in de couveuse gaan, dus ook kinderen van gemiddeld kleinere (en lichtere) vrouwen dan Nederlandse vrouwen.

Figuur 5.9
Allochtonen hebben hun eigen opvattingen over ziekte en behandeling.
Bron: *Volkskrant Magazine*, 11 maart 2000. Artikel over de toename van migranten in de geestelijke gezondheidszorg. GGZ kan de toeloop niet meer aan.

> De behandeling van allochtonen is relatief arbeidsintensief door taalproblemen, en doordat er nogal eens praktische problemen moeten worden opgelost. Suzanne Heezen: 'Allochtone cliënten hebben ook hun eigen cultuurgebonden opvattingen over ziekte en behandeling. Daar moet je kennis van hebben. Zo leggen allochtonen de oorzaak van problemen vaker buiten de persoon zelf of praten ze niet explicet over de problemen die er zijn. Als behandelaar moet je rekening houden met die visie.'
>
> Mimoun Naoum: 'Marokkaanse vrouwen komen hier niet binnen met de opmerking: "Wij hebben problemen thuis." Nee, ze zeggen: "Ik heb last van hoofdpijn." In de gezinnen zelf wordt ook niet gesproken over de kern van het probleem, maar alleen over de uitingen ervan.'
>
> Lang niet altijd valt er iets op te lossen. Suzanne Heezen: 'Omdat de problemen vaak zo overduidelijk samenhangen met de maatschappelijke positie van mensen en met het migrantenbestaan. Die mensen zijn hier naartoe gekomen, hebben alles achter zich gelaten, moeten zich in een nieuwe cultuur inwerken, zijn gescheiden van familie en maken zich zorgen over hun ouders die intussen oud worden, en om hun kinderen die het verkeerde pad opgaan.'

5.4.3 Vooroordelen, discriminatie en racisme

vooroordeel

Culturele verschillen kunnen ook leiden tot vooroordelen, discriminatie en racisme. Een vooroordeel is een mening die niet is gebaseerd op iets wat je hebt waargenomen. Bijvoorbeeld dat alle Surinamers lui zijn. Als je je gaat gedragen naar je vooroordeel (bijvoorbeeld een Surinamer ook behandelt alsof hij lui is, terwijl je geen reden hebt om te veronderstellen dat hij lui is) dan discrimineer je. Een vooroordeel kan ook zijn dat je denkt dat een patiënt met een buitenlandse achtergrond de taal niet beheerst. Je inschatting van deze persoon is dan te laag en je zult de persoon als zodanig benaderen. Wat ook kan: je gaat ervan uit dat de persoon tegenover je alles wat je zegt wel zal begrijpen. Je inschatting is te hoog en dat zal effect hebben op de interactie.

racisme

We spreken van racisme als je discrimineert op grond van iemands huidskleur of herkomst. Discriminatie en vooroordelen komen altijd en overal voor. Probeer maar eens te bedenken welk beeld je hebt van ambtenaren. En van Duitsers. En van yuppen. Discriminatie komt voort uit het feit dat je de andere culturen vanuit je eigen cultuur bekijkt. Je denkt dat je eigen cultuur normaal is en de andere cultuur niet.

De beste manier om racisme, discriminatie of vooroordelen te bestrijden, is te onderkennen dat er vooroordelen bestaan en niet door ze te verbieden. Je kunt nagaan welke oorzaak racistisch gedrag heeft (voelt iemand zich bedreigd, is iemand bang voor het onbekende). Vervolgens ga je onderzoeken wat je aan deze oorzaak kunt doen (boeken lezen, gesprek aangaan, voorlichting geven, multiculturele bijeenkomsten, enz.).

5.4.4 Verschillende vormen van discriminatie

Vaak is het wel duidelijk wanneer er sprake is van discriminatie, maar soms ook niet. In deze subparagraaf wordt een aantal vormen van discriminatie uitgelegd.
- Een duidelijke vorm van discriminatie is racisme, waarbij men vindt dat elke andere groep dan de eigen groep minder waard is ('Wij nemen geen buitenlandse patiënten aan, omdat wij alleen Nederlanders willen behandelen').

- Het is ook nog duidelijk als er gediscrimineerd wordt op grond van generalisaties: omdat je een bepaalde ervaring met een migrant hebt gehad, pas je die vervolgens toe op elke migrant ('Als je dat soort patiënten te lang in de wachtkamer laat wachten, worden ze ontzettend kwaad'). Of omdat je er ergens over hebt gelezen en dit vervolgens toepast op alle buitenlandse patiënten ('Je moet een vrouw met een hoofddoek nooit een vraag stellen als haar man erbij is').
- Discriminatie wordt al onduidelijker wanneer je voor je omgeving denkt ('We nemen maar geen Turkse assistent in dienst, want dat kan lastig zijn voor de patiënten').
- Bij negatieve discriminatie help je buitenlandse patiënten wel, maar je stelt bijzondere voorwaarden. Of je behandelt ze anders. ('Ik heb voor morgen alleen nog om 9.00 uur plek. Als u dan niet kunt, kan ik voor morgen geen afspraak maken.')
- En de moeilijkst te herkennen vorm is positieve discriminatie: omdat je per se niet wilt discrimineren, ga je buitenlandse patiënten bevoordelen ('Die Marokkaanse patiënt zit langer in de wachtkamer, maar heeft een afspraak op een later tijdstip. Laat hem toch maar voorgaan, anders denkt hij dat ik discrimineer').

5.4.5 Taal- en integratieproblemen

Als iemand de nieuwe cultuur opneemt, spreek je van integratie. Enerzijds kan bij migranten het verschil in dagelijkse gewoonten, de afkomst uit een cultuur met andere waarden, de andere taal die men spreekt, zo lastig zijn, dat men zich in de nieuwe samenleving niet thuis voelt en ook niet integreert. Dat kan leiden tot eenzaamheid, onbegrip voor de gewoonten en regels die in Nederland worden gehanteerd. Een reactie op het onbekende kan zijn dat men extra stevig vasthoudt aan eigen gewoonten en eigen taal. Ook kan men vanuit de eigen cultuur regels ervaren die integratie bemoeilijken (moslimvrouwen mogen bijvoorbeeld niet altijd contact leggen buiten de deur of een vreemde taal leren spreken).

Anderzijds moet ook de vraag worden gesteld of de Nederlandse samenleving steeds voldoende mogelijkheden biedt om migranten te betrekken bij het dagelijks leven. Als bijvoorbeeld iemand de taal slecht spreekt, is een werkgever vaak niet bereid die persoon aan te nemen voor een baan. Kennismaken met je buren doe je minder snel als je elkaar niet verstaat. Asielprocedures voor vluchtelingen kunnen zo lang duren dat deze vluchtelingen passief worden. Ze ervaren hun bestaan niet als zinvol, maken zich ook nog ongerust over familieleden die in het land van herkomst zijn achtergebleven en zijn daarom niet bezig om de Nederlandse samenleving te leren kennen. Laat staan dat er van integratie sprake kan zijn.

> De moeilijkheidsgraad van migratie wordt stelselmatig onderschat, en dat beschouwt De Jong als een van de oorzaken van de problemen. 'Door migranten zelf, maar ook door de samenleving en de overheid. Voor Limburgers is het al een flinke klus om hun plek te vinden in Amsterdam, zonder alles waaraan ze vroeger waarde hechtten weg te gooien. Stel je voor hoe het dan voor een analfabeet Marokkaans plattelandsgezin is. Voor hen zou de overstap naar een stad als Casablanca al zeer moeilijk zijn. Van Nederlandse arbeidsmigranten naar Australië is altijd gedacht dat ze het fantastisch deden daarginds. Maar nu ze naar het bejaardentehuis gaan, blijkt dat ze vijf woorden Engels spreken en dat ze helemaal niet geïntegreerd zijn. Ze willen nog steeds Douwe Egberts en Maria-koekjes en ze doen het eigenlijk heel slecht daar.'

Figuur 5.10
Integreren is moeilijk, maar je moet het ook zelf willen.
Bron: *Volkskrant Magazine*, 11 maart 2000. Artikel over de toename van migranten in de geestelijke gezondheidszorg. GGZ kan de toeloop niet meer aan.

> Ook Mimoun Naoum sluit niet uit dat het lang gebezigde adagium 'integratie met behoud van eigen identiteit' de passiviteit aan beide kanten heeft bevestigd. 'Onbewust bracht je daarmee toch de boodschap: "Zo belangrijk is die integratie niet".' Naoum schiet in de lach: 'Terwijl mensen die geïntegreerd zijn, zoals ik, heus wel een eigen identiteit overhouden. Ik heb de taal geleerd, ik heb me een aantal normen en waarden van deze samenleving eigengemaakt, maar dat wil niet zeggen dat ik geen Marokkaan meer ben.'

Figuur 5.11
Integratie betekent niet het opgeven van je eigen cultuur.
Bron: *Volkskrant Magazine*, 11 maart 2000.

> Harchaoui waarschuwt echter voor wat hij noemt overintegratie. 'In de ogen van veel Nederlanders is een Marokkaan pas geïntegreerd wanneer hij hun normen en waarden heeft overgenomen en zijn eigen tradities en gedragspatronen heeft verloochend. Dat is geen integratie, maar volledige aanpassing.'

Figuur 5.12
Sadik Harchaoui geeft zijn mening over integratie.
Bron: *onzeWereld*, februari 2000. Artikel over Sadik Harchaoui. Hij maakt een grote kans over drie jaar de eerste rechter van Marokkaanse afkomst in Nederland te zijn.

> In dezelfde periode krijgt Ada nóg een teleurstelling te verwerken. De eerste fase van de asielprocedure pakt negatief uit. Van de Vreemdelingenpolitie krijgt het gezin te horen dat het ministerie van Justitie heeft besloten tot uitzetting. Binnen een maand dienen ze Nederland te verlaten. Een paar dagen daarna wijst datzelfde ministerie hen een zogenaamd ROA-huis (Regeling Opvang Asielzoekers) toe waar ze kunnen wonen. 'Zulke tegenstrijdige signalen maken je onzeker', zegt ze. 'Je krijgt een mooi huis met een tuin, je woont tussen vrije Nederlanders in een rustig dorpje. Je voelt je net als ieder ander. In werkelijkheid heb je geen enkel recht en kun je ieder moment uitgezet worden. Dat is niet te bevatten. Ik denk dat het beter was geweest als we de uiteindelijke beslissing konden afwachten in een opvangcentrum – hoe vreselijk het daar ook was. Het is onmenselijk om een vluchteling weg te sturen nadat hij eerst heeft gezien hoe mooi het kan zijn.'
> Ada en haar gezin hebben dat niet door hoeven maken. Met behulp van een advocaat, toegewezen door Vluchtelingenwerk, kregen ze uiteindelijk een vergunning tot verblijf. Op 9 september 1995 kwam het verlossende telefoontje. Haar stem klinkt hard: 'Ik moet eerlijk zeggen, als we na drie jaar een negatieve beslissing hadden gekregen, was ik toch gebleven. Ik weet niet hoe, maar ik had het geprobeerd. Voor mijn kinderen. Na zes maanden niet. Dan had ik de beslissing geaccepteerd. Een half jaar verliezen is kostbaar, maar je kunt nieuwe plannen maken. In drie jaar tijd zijn we van Nederland gaan houden, we hebben vrienden gemaakt, de taal geleerd. Mijn kinderen studeerden hier nota bene. Nogmaals zo'n martelende procedure moeten doormaken in een ander land was teveel geweest. Mijn kracht was op.'

Figuur 5.13
Wachten op een verblijfsvergunning wordt ervaren als leven in een niemandsland.
Bron: *Volkskrant Magazine*, november 1999. Artikel over de Armeense Ada Papazian. Zij heeft drie jaar in een asielzoekerscentrum gezeten in afwachting van een verblijfsvergunning en schreef hier een boek over: *Welkom thuis, mevrouw*.

5.5 Afstemmen van de communicatie

Als je de communicatie op een ander wilt afstemmen, zijn er een paar principes waarvan je zou moeten uitgaan:
- Wees je ervan bewust dat de *cultuur* waarin jij opgroeide, *invloed* heeft op jouw denken, handelen en voelen.
- Elk mens is *gelijkwaardig*, ongeacht de cultuur waaruit iemand komt, welke sociale of religieuze afkomst iemand heeft. Men is in eerste instantie patiënt en niet migrant of autochtoon. Dat betekent in principe ook dat van hen allemaal hetzelfde mag worden verwacht, wat betreft het naleven van regels, voorschriften en afspraken.
- Dat betekent echter niet dat iedereen op dezelfde manier moet worden behandeld, want elk mens is *uniek*. Er zijn verschillen tussen mannen en vrouwen, moslims en christenen. Elk individu vraagt zijn of haar eigen benadering. De persoon tegenover je is een uniek persoon en niet een vertegenwoordiger van een bepaalde groep.

Dit betreft de houding van waaruit je de ander tegemoet treedt. Als je met een patiënt (afkomstig uit een niet-Nederlandse cultuur) in gesprek bent, is het dus belangrijk dat je je bewust bent van deze houding, maar er zijn natuurlijk nog meer factoren waaraan je aandacht moet besteden.
1. Je kunt erop letten welke woorden iemand gebruikt (en zegt hij ook wat hij bedoelt?).
2. Het is belangrijk dat je begrijpt vanuit welk referentiekader iemand spreekt. (Hierbij zijn bijvoorbeeld de waarden van een bepaalde cultuur van belang.)
3. Is iemand bekend met alle regels die gelden in de gezondheidszorg? Onbekendheid daarmee kan tot misverstanden leiden.
4. En ten slotte is het goed om te begrijpen wat iemand met zijn gedrag wil bereiken.

In de volgende subparagrafen worden deze vier factoren uitgelegd.

5.5.1 Taal

Je communicatie afstemmen op de ander, betekent allereerst: letten op de verbale en non-verbale taal. Je moet je realiseren dat de taal die wordt gebruikt, ook cultureel bepaald is. In Nederland zijn we vrij direct. Wanneer je met een allochtone patiënt in gesprek bent, kan direct naar gevoelens vragen te direct overkomen. Dit zou je in stappen kunnen doen: eerst feiten vragen, daarna pas gevoelens. Daarnaast kan het zijn dat de gesprekspartners niet dezelfde betekenis geven aan het gebruik van bepaalde woorden. Een patiënt met een niet-Nederlandse achtergrond kan woorden gebruiken die wij anders opvatten dan de patiënt ze bedoelt. Sommige talen kennen bijvoorbeeld geen woorden voor 'te laat' en 'op tijd komen'. Nederlandse uitdrukkingen als 'de tijd doden' en 'tijd is geld' geven aan dat het begrip 'tijd' blijkbaar belangrijk is. Of als iemand zegt dat hij doodziek is, kan hij met het woord 'doodziek' wel eens iets anders bedoelen dan de betekenis die het in het Nederlands heeft (op het platteland in een derdewereldland kan koorts inderdaad betekenen dat je eraan kunt doodgaan).

Dit geldt ook voor de non-verbale communicatie: de neergeslagen blik van de patiënt uit het praktijkvoorbeeld aan het begin van dit hoofdstuk kan betekenen dat hij achting heeft voor de tandartsassistent. Voor Astrid is het lastig, omdat zij oogcontact juist op prijs stelt.

> Niemand vraagt 'Hoe gaat het?' want als je een Albanees 'Hoe gaat het?' vraagt, moet het antwoord luiden 'Goed. En met jou?' Dat eist de etiquette.
> Dus zeggen we niets, maar omhelzen we elkaar alsof we broers zijn.
> Dat zijn we niet.
> Ik ben alleen maar een bekend gezicht.
> En ik ben jarig, maar dat vertel ik niet.
> Het is zo al erg genoeg.

Figuur 5.14
Aan het gebruik van woorden hoeft niet dezelfde betekenis te worden gegeven.
Bron: *de Volkskrant*, 25 maart 2000. Artikel van een Nederlandse journalist over vluchtelingen uit Kosovo.

Voor mensen die Nederlands als tweede taal hebben geleerd, kost het moeite zich het alledaags taalgebruik eigen te maken. Het gaat bijvoorbeeld om begroetingen of het gebruik van uitdrukkingen.

Taalgebruik van migranten komt soms ongewild onbeleefd over, omdat ze de Nederlandse taal onvoldoende beheersen. Soms vertaalt men letterlijk vanuit de eigen taal naar het Nederlands.
Als je wat van iemand verwacht, wees dan duidelijk in het taalgebruik. Je lichaamstaal moet hetzelfde uitdrukken als de woorden die je gebruikt. Dit kan onnodige misverstanden en irritaties voorkomen.

Interpretatie van het non-verbale gedrag van de ander kan tot misverstanden leiden. Navragen van de juistheid van je interpretatie kan dit voorkomen. Gebruik hiervoor feedbackregels:
– Benoem concreet gedrag van de persoon.
– Geef je eigen interpretatie.
– Toets of je interpretatie klopt.
– Geef aan wat het gedrag van de ander voor je betekent.
– Benoem zo nodig het gedrag dat je wenselijker zou vinden.

5.5.2 Je persoonlijke kijk op de werkelijkheid

De tweede betekenis van het afstemmen van je communicatie gaat erover dat je je verdiept in de persoonlijke kijk van de patiënt op diens werkelijkheid. Hierbij zul je zeker te maken krijgen met de waarden uit een niet-Nederlandse cultuur. Waarom accepteert iemand het niet dat de dokter verwacht dat de patiënt meedenkt? Of waarom wil iemand liever traditionele kruidenmengsels gebruiken, in plaats van een antibioticum?

Daarom zouden de vragen die je de ander stelt zich behalve op de inhoud van iemands verhaal, ook moeten richten op de betekenisgeving. Wat wil de persoon met zijn ervaringen, gedrag, belevingen zeggen of bereiken? Door je te verdiepen in de kijk van de ander op de werkelijkheid, kun je je eigen kijk op een situatie wijzigen als dat nodig is. Of de kijk van de ander op de situatie wijzigen. Het belangrijkste wat je voor ogen zou moeten houden, is datgene wat voor jou als assistent én voor de patiënt belangrijk is.

Praktijkvoorbeeld
De tandartsassistent uit het praktijkvoorbeeld met de patiënt die de antibioticumkuur niet afmaakte tegen zijn tandpijn,

heeft begrip voor de handelwijze van deze patiënt. Ze begrijpt dat hij onmiddellijk resultaat wilde. Dit is een afweging om medicatie niet te gebruiken. De assistent geeft vervolgens uitleg over antibiotica vanuit de belevingswereld van de patiënt. Hoeveel tijd antibiotica nodig heeft om het natuurlijke evenwicht te herstellen. Als de patiënt bij zijn overtuiging blijft dat de kuur niet geschikt is, kun je daarover met de tandarts afspraken maken. Bijvoorbeeld dat de patiënt twee weken iets anders uitprobeert en daarna terugkeert voor een controle. Stel dat het alternatief inderdaad helpt: je stelt dan je eigen belevingswereld bij door te ervaren dat een andere aanpak ook helpt. De assistent is gericht op wat voor de patiënt én voor haar van belang is: dat de patiënt van zijn tandpijn afkomt.

Wanneer je in staat bent vanuit het standpunt van de ander naar een situatie te kijken, ben je zelf misschien in staat ook vanuit dat andere standpunt te reageren.

5.5.3 Organisatie

Bij de derde betekenis van het afstemmen van je communicatie op de ander, ben je gericht op de organisatie. Organisatie betekent in dit geval: de regels, de procedures, de bevoegdheid die iemand in een bepaalde functie heeft, welke taak een bepaald bedrijf heeft, het doel dat bereikt moet worden enzovoort.

Als een patiënt niet bekend is met de Nederlandse gezondheidszorg en de taal niet spreekt, zullen daarin gemakkelijk fouten kunnen worden gemaakt en misverstanden ontstaan. Mensen die geen afspraken hebben, melden zich. Of er blijkt geen verzekering te zijn. Of de beloofde ingreep laat nog zeven maanden op zich wachten, tot onbegrip van de patiënt.

> De wachttijd voor de afzonderlijke onderzoeken loopt op tot twee maanden. Ada moet toezien hoe haar man aftakelt. 'In de Sovjet-Unie was ik gewend dat je meteen kon worden geholpen, als je maar met geld zwaaide. Hier kon ik niets doen. Ten einde raad ben ik zelf naar het ziekenhuis gegaan, maar ik werd naar huis gestuurd met de mededeling dat ik geduld moest hebben. En ik ben geen geduldig mens. Ik heb in Armenië wel eens acht uur in de rij gestaan voor een oud brood, maar tegen deze onzichtbare rij kon ik niet op. Ik had nooit verwacht dat er in een rijk en ontwikkeld land als Nederland zulke rijen voor de gezondheidszorg zouden bestaan. Armen is inmiddels genezen verklaard, maar die tijd zal ik nooit vergeten.'

Figuur 5.15
Onbegrip voor de organisatie van het ziekenhuis.
Bron: *Volkskrant Magazine*, november 1999. Artikel over de Armeense Ada Papazian. Zij heeft drie jaar in een asielzoekerscentrum gezeten, in afwachting van een verblijfsvergunning en schreef hier een boek over: *Welkom thuis mevrouw*.

Voor jou als assistent in de gezondheidszorg is het van belang, dat je erachter komt wat men aan informatie heeft over de instelling en wat men ervan verwacht. Je kunt vervolgens voorlichting of folders geven over de wijze waarop de instelling is georganiseerd. Bijvoorbeeld: voor een afspraak in het ziekenhuis is een verwijsbrief nodig.

Daarnaast zijn de volgende zaken voor patiënten van belang: bij wie moet je waarvoor zijn, hoe formuleer je je hulpvraag, welke functie heeft de persoon tegenover je, wat kun je van die persoon verwachten, wat is het doel van het gesprek, enzovoort.
Geef als assistent daarover informatie: wat is jouw functie, welke bevoegdheid heb je, wat is de bedoeling van een gesprek dat jij met de patiënt voert, welke onderwerpen komen aan bod, hoeveel tijd heb je beschikbaar voor dit gesprek, enzovoort.

5.5.4 Bedoeling en effect

Bij de vierde betekenis van afstemmen op de patiënt, kijk je naar diens bedoelingen en het effect daarvan.

Wat wil iemand met zijn gedrag uiteindelijk bereiken? Het kan je bedoeling zijn een afspraak te maken. Of om een uitslag op te vragen. Het is een basisbehoefte van mensen om erkenning te krijgen voor hun bedoelingen.

Als je je afstemt op de ander, ga je kijken wat het effect van je bedoeling is op de ander. Of wat het effect van de bedoeling van de patiënt is op jou. Dit kan namelijk van elkaar verschillen. Stel, het is jouw bedoeling om de patiënt met tandpijn toch met antibioticum naar huis te sturen. Je doet hiervoor erg je best, maar hoe harder je probeert, hoe meer de patiënt gaat weigeren. Het effect van je bedoeling komt niet overeen met wat je uiteindelijk wilt: in plaats van een patiënt die met antibioticum naar huis gaat, heb je nu een boze patiënt die helemaal niets meer wil.

Het is belangrijk dat je leert werken met de effecten van je communicatie en niet met je (goede) bedoelingen. Dat betekent dat je goed moet waarnemen hoe de ander reageert op je gedrag. Wat communiceert de ander verbaal en non-verbaal als effect op je gedrag?

5.6 Toepassen van mogelijkheden

Er zijn verschillende mogelijkheden die toegepast kunnen worden, om te kunnen communiceren met mensen die een andere moedertaal hebben. De volgende subparagrafen gaan in op:
- praktische adviezen;
- tolken en de tolkentelefoon;
- migrantenvoorlichter;
- het Nederlands Instituut voor Gezondheidsbevordering en Ziektepreventie (NIGZ).

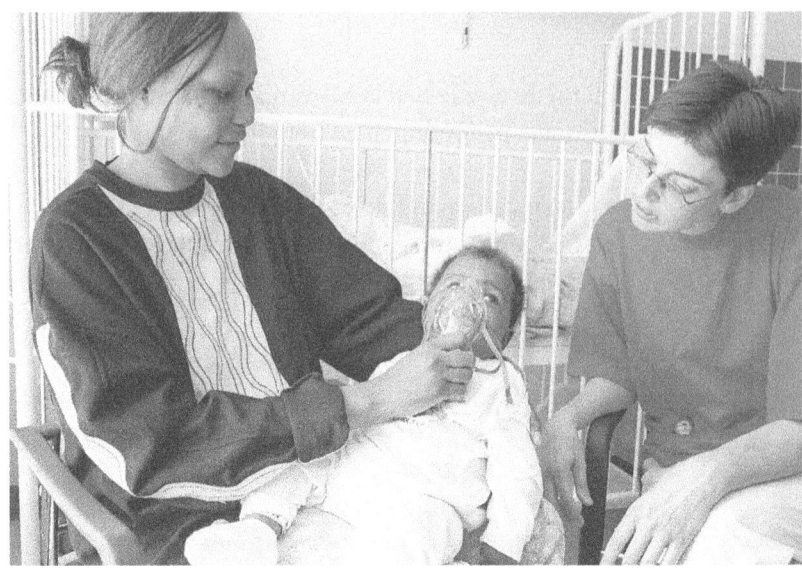

Figuur 5.16
Afstemmen van de communicatie.

5.6.1 Praktische adviezen

De volgende adviezen zijn afkomstig van het voormalig Bureau Voorlichting Gezondheidszorg Buitenlanders, dat nu is opgegaan in het NIGZ.
- Geen gesloten vragen stellen. In plaats van: 'Geeft u medicijnen?' kun je bijvoorbeeld beter zeggen: 'Wanneer geeft u medicijnen?'
- Controleer of de verstrekte informatie goed is overgekomen. Bijvoorbeeld door een samenvatting te geven of door enkele gegevens na te vragen.
- Als je antwoord hebt gegeven op de vraag van een cliënt, ga dan na of de cliënt inderdaad antwoord heeft gekregen op zijn vraag.
- Verstrek niet te veel informatie in één keer.
- Vermijd moeilijke zinnen en zorg voor duidelijke omschrijvingen van begrippen die niet te vertalen zijn. (Controleer of bepaalde begrippen zowel voor jou als assistent als voor de cliënt dezelfde betekenis hebben.)
- Articuleer duidelijk, spreek niet te snel en gebruik korte zinnen.
- Maak gebruik van tekeningen of folders om iets uit te leggen.
- Doe dingen voor en laat dingen nadoen.

- Probeer afleidende omstandigheden buiten de ruimte te houden waarin je een gesprek voert.
- Probeer kalm te blijven als je cliënt het na meerdere keren uitleg nog niet heeft begrepen. Let hierbij op non-verbale uitingen. Snel of geïrriteerd gaan spreken met bijpassende gezichtsuitdrukking bevordert de communicatie niet.
- Stel gerichte vragen en probeer de vragen af te stemmen op het verwachtingspatroon van de cliënt. Een arts die vraagt wat de cliënt zelf denkt dat de oorzaken van de klachten zijn, kan zich in de ogen van de cliënt minder deskundig maken.
- Leer een aantal basisbegrippen in de taal van de cliënt. Dit kan het winnen van vertrouwen bespoedigen en de communicatie bevorderen. Let op: er kunnen ook misverstanden ontstaan als een woord meerdere betekenissen heeft of verkeerd wordt uitgesproken!
- Lees boeken over andere culturen.
- Wees je steeds bewust van de non-verbale communicatie van de ander.
- Als je de ander niet begrijpt, probeer dan toch met je eigen non-verbale communicatie een positieve houding uit te dragen.
- Geef niet alvast antwoord op een door jezelf gestelde vraag om patiënten over een taaldrempel heen te helpen. De kans dat je het echte antwoord mist, is dan aanwezig.
- Wees voorbereid op indirect taalgebruik: 'nee' zeggen, is in veel talen onbeleefd. Het 'ja' of 'inshallah' (als God het wil) kan op zo'n toon worden uitgesproken, dat degene die goed luistert weet dat er 'waarschijnlijk niet' wordt bedoeld. Of bijvoorbeeld een doktersassistent vraagt aan een patiënt of hij zoutarm heeft gegeten. De patiënt antwoordt dat hij vaak bij zijn moeder heeft gegeten, waarmee hij wil zeggen dat hij zich niet aan het zoutarme dieet heeft kunnen houden.
- Vermijd grapjes, deze kunnen verkeerd opgevat worden.
- Ten slotte: houd – indien mogelijk – rekening met cultuurgebonden communicatie. (Controleer bij de patiënt of je idee daarover klopt.) Moet je iets opschrijven? Iets gebieden? Verwijzen naar het effect van de behandeling bij andere (anonieme) patiënten?

5.6.2 Tolk of tolkentelefoon

Er zijn zes tolkencentra in Nederland ingericht: Gelderland, Noord-Holland, Tolkencentrum Noord- en Oost-Nederland, Utrecht, Zuid-Holland, Tolkencentrum Zuid-Nederland.
De Tolkencentra leveren op verzoek telefonische tolkendiensten of persoonlijke tolken. Er zijn getrainde tolken in meer dan 85 talen en dialecten. Het voordeel van een tolk is, dat de informatie van de hulpverlener en de patiënt vice versa goed wordt ontvangen. De meeste tolken kennen de medische termen.

werkwijze De werkwijze is als volgt: voor een gesprek plaatsvindt, bel je een van de zes tolkencentra. Je vraagt voor een bepaald tijdstip een tolk aan die een bepaalde taal of bepaald dialect spreekt. Vervolgens is het handig als de patiënt wordt ingelicht over de gang van zaken. Maak gebruik van een telefoon met luidspreker.
Gebruikmaken van een tolk heeft ook nadelige kanten. Het kan lastig zijn dat de patiënt de tolk niet kent en dus geen vertrouwelijke informatie durft te vertellen. Of een tolk kan technisch goed vertalen, maar houdt emotioneel afstand, waardoor het verhaal van de patiënt niet helemaal overkomt zoals de patiënt het bedoelt.

5.6.3 Migrantenvoorlichters

In gezondheidscentra, bij de GGD en in ziekenhuizen kunnen migrantenvoorlichters werkzaam zijn. Deze voorlichters geven voorlichting in de eigen taal en vanuit de eigen cultuur van patiënten met een niet-Nederlandse achtergrond. Deze migrantenvoorlichter kan soms als tolk fungeren, maar belangrijker is dat deze persoon kennis heeft van de Nederlandse gezondheidszorg, inzicht in ziektebeelden en in staat is de patiënt te begrijpen (klachten, verschil in de culturele waarden, taal). De migrantenvoorlichter is dan eigenlijk een tussenpersoon tussen het Nederlandse zorgsysteem en de patiënt.
In de praktijk kan het dan gebeuren dat in een gezondheidscentrum op woensdag van 8.00-10.00 uur een Turkse migrantenvoorlichter aanwezig is en op donderdag van 8.00-10.00 uur een Marokkaanse migrantenvoorlichter. De patiënt kan dan een vraag stellen, om uitleg vragen, maar ook de hulpverlener kan de hulp inroepen van de migrantenvoorlichter. Bijvoorbeeld tijdens een gesprek aan de balie waar men niet uitkomt.

De voorlichters worden steeds vaker ingeschakeld om voorlichting aan groepen te geven. De thema's kunnen zijn:
- campagne Gezonde Vakantie (advies over inentingen en reisadviezen);
- voorlichting over bevolkingsonderzoeken;
- campagne Let op Vet;
- voorlichting om de thuiszorg meer bekendheid te geven.

5.6.4 Nationaal Instituut voor Gezondheidsbevordering en Ziektepreventie (NIGZ)

De belangrijkste doelstelling van het Nationaal Instituut voor Gezondheidsbevordering en Ziektepreventie (NIGZ) is dat het door middel van voorlichting mensen in staat wil stellen:
1. hun gezondheid te bevorderen;
2. maatregelen te nemen om gezondheidsproblemen te voorkomen.

Het NIGZ ontwikkelt ook materiaal op het gebied van gezondheid en opvoeding, speciaal voor migranten. Bepaald materiaal is gratis leverbaar, ander materiaal is verkrijgbaar indien men een servicecontract heeft.
- Voor patiënten zijn er veel folders in verschillende talen ontwikkeld, met gerichte onderwerpen: op het gebied van kennis over het menselijk lichaam, seksualiteit en geboorteregeling, vrouwenklachten, mondverzorging, informatie over röntgenonderzoeken, enzovoort.
- Telefonische informatielijnen.
- Informatie voor hulpverleners.

Indien je geïnteresseerd bent, bel of schrijf naar het NIGZ om te informeren welke ondersteuning ze precies kunnen bieden. Het adres is: NIGZ, Postbus 500, 3440 AM Woerden; telefoon: 0348 - 437600, fax: 0348 - 437666. Of kijk op internet: www.nigz.nl

conclusie Voor je naar andere culturen gaat kijken, is het belangrijk dat je je bewust wordt van je eigen cultuur. Want je beoordeelt culturen vanuit je eigen cultuur. Je eigen cultuur is wat je kent, wat vertrouwd is en wat jij als normaal beschouwt. De neiging bestaat om van een andere cultuur te denken dat die afwijkt van wat jij normaal vindt.

Als je zoekt naar verschillen tussen culturen, bedenk dan dat dit slechts een beeld geeft. Een persoon uit een bepaalde cultuur hoeft niet de vertegenwoordiger van die cultuur te zijn. Staar je ook niet blind op de verschillen tussen culturen, maar sta open voor overeenkomsten.

Stem je communicatie op een ander af: let op taal, referentiekader, organisatie en inzet. Ga uit van de gelijkwaardigheid van elk mens en bedenk dat elk mens op zijn eigen unieke wijze wil worden benaderd.

samenvatting Cultuur is een gemeenschappelijke wereld van ervaringen, waarden en kennis, die een bepaalde sociale eenheid kenmerkt. Een cultuur wordt zichtbaar door de waarden, rituelen, helden en symbolen die gebruikt worden.

In een multiculturele samenleving leven mensen met verschillende culturele achtergronden. Een reden voor vermenging van culturen is, dat in Nederland mensen zijn komen wonen die gesocialiseerd zijn in andere landen.

Voor je naar andere culturen gaat kijken, is het belangrijk dat je je bewust wordt van je eigen cultuur, want je beoordeelt culturen vanuit je eigen cultuur. Je eigen cultuur is wat je kent, wat vertrouwd is en wat jij als normaal beschouwt. De neiging bestaat om van een andere cultuur te denken dat deze afwijkt van wat jij normaal vindt. Dat je je cultuur niet even terzijde kunt schuiven en vanuit een andere cultuur kunt leven en denken, blijkt uit het feit dat je cultuur een onderdeel is geworden van jezelf: hoe je denkt, handelt en voelt.

Hoe je denkt, handelt en voelt komt voort uit de menselijke natuur (aanwezig bij alle mensen op de wereld), je persoonlijkheid (stuk van jezelf) en je cultuur (deze bepaalt hoe je uiting geeft aan emoties, mogelijkheden om ervaringen op te doen en waarden die belangrijk zijn om te leren en naar te leven).

Aan de hand van de volgende verdeling, zou je kunnen kijken naar verschillen tussen culturen:
- Hoe kijkt men in een bepaalde cultuur tegen mensen met macht aan?
- Leven de mensen van een bepaalde cultuur in groepen of leven ze meer op zichzelf?

- Is een samenleving mannelijk of vrouwelijk (of iets daartussenin)?
- In hoeverre voelt men zich in een cultuur bedreigd door onzekere of onbekende situaties?
- In welke mate houdt een cultuur vast aan tradities en in hoeverre is men op de toekomst gericht?

Het geeft een beeld van de verschillen in waarden tussen culturen. Bedenk dat een persoon uit een bepaalde cultuur niet de vertegenwoordiger van die cultuur hoeft te zijn!

We hebben aan de hand van voorbeelden kunnen lezen, tot welke verwarring het kan leiden als waarden uit verschillende culturen zich met elkaar vermengen. En ook al ben je je er misschien niet zo van bewust, allerlei culturele patronen en allerlei waarden kom je in het dagelijks leven steeds tegen.
Het is belangrijk stil te staan bij de cultuurverschillen in de gezondheidszorg. Een verschil is bijvoorbeeld de wetenschappelijke basis waarop men in Nederland naar ziek-zijn en beter worden kijkt.
Voor veel migranten kan ziekte ook worden veroorzaakt door krachten buiten de mens.
Culturele verschillen kunnen leiden tot vooroordelen, discriminatie en racisme. De beste manier om dit te bestrijden, is niet door ze te verbieden. Je kunt beter onderkennen dat er vooroordelen bestaan en zoeken naar de oorzaak van racistisch gedrag. Vervolgens ga je onderzoeken of je wat aan deze oorzaak kunt doen.
Als iemand de nieuwe cultuur opneemt, spreek je van integratie. Enerzijds kan bij migranten het verschil in dagelijkse gewoonten, de afkomst uit een cultuur met andere waarden, de andere taal die men spreekt, zo lastig zijn, dat men zich in de nieuwe samenleving niet thuis voelt en ook niet integreert. Anderzijds moet ook de vraag worden gesteld of de Nederlandse samenleving steeds voldoende mogelijkheden biedt om migranten te betrekken bij het dagelijks leven.
Als je de communicatie op een ander wilt afstemmen, is het goed aandacht te besteden aan organisatie, taal, belevingswereld en bedoelingen en effect. Je basishouding zou moeten zijn: de bewustwording van de invloed van je cultuur, de gelijkwaardigheid van elk mens en het feit dat elk mens uniek is.
Er zijn verschillende praktische mogelijkheden die toegepast kun-

nen worden, om te kunnen communiceren met mensen die een andere moedertaal hebben:
- maak gebruik van praktische adviezen die in dit hoofdstuk aan de orde zijn geweest;
- tolken en de tolkentelefoon;
- migrantenvoorlichter;
- het Nederlands Instituut voor Gezondheidsbevordering en Ziektepreventie (NIGZ).

Literatuur

Hofstede, G. Allemaal andersdenkenden. Omgaan met cultuurverschillen. Amsterdam: Uitgeverij Contact, 1995.
Hoffman E, Arts W. Interculturele gespreksvoering. Houten/Diegem: Bohn Stafleu Van Loghum, 1994.
Graaff F de. Zorg aan buitenl'anders?' Deel van mijn vak. Woerden: Projectbureau Mutant, 1997.

Woordenlijst

acceptatie	gesprekspartner aanvaarden zoals hij of zij is
actief luisteren	zonder aandacht te besteden aan de eigen opvattingen, gedachten, ideeën en gevoelens, luisteren naar een ander; herhalen wat de ander zei, emoties benoemen, vragen stellen, samenvatting geven; tijd nemen voor een ander
acuut	tegenovergesteld aan chronisch, direct
adolescentie	jonge volwassenheid
afasie	een taalstoornis, veroorzaakt door een hersenbeschadiging, waardoor mensen niet meer gewoon kunnen spreken, gebaren, schrijven of lezen en niet meer (of gedeeltelijk) kunnen begrijpen wat anderen zeggen
affectie	medeleven (affect = aandoening, gevoel)
afweermechanismen	afweren van negatieve eigenschappen of problemen en de gevoelens die daarbij horen
attitude	wat je weet, voelt en zult doen
anorexia nervosa	niet meer willen eten of te weinig eten door psychische en soms fysieke oorzaken
bedoeling	intentie van de zender aan de ontvanger
belangenconflict	het belang van de patiënt kan verschillen van het belang van de assistent
betekenisgeving	de kijk van iemand op de werkelijkheid
blinde vlek	gedragingen van onszelf die anderen wel waarnemen, maar waarvan we ons zelf niet bewust zijn
boodschap	informatie die de zender aan de ontvanger wil overdragen
boulimia nervosa	een eetstoornis waarbij iemand last heeft van vreetbuien door psychische en soms fysieke oorzaken
chronisch	langdurig
cognitie	het kennen, denken, weten en onthouden
communicatieproces	uitwisseling van verbale en non-verbale communicatie tussen zender en ontvanger
compromissen	overeenkomsten

conflict	een conflict is een strijd, veroorzaakt door een verschil van mening
conflicthantering	de wijze waarop iemand met een conflict omgaat
conflictsituaties	situaties waarbij de patiënt boos is, geëmotioneerd, zich racistisch uit of discriminerende opmerkingen maakt
conformeren	je aanpassen aan de groep
confronteren	tegenover elkaar stellen
congruentie	verbale en non-verbale taal komen met elkaar overeen
culturele factoren	omstandigheden die voortkomen uit verschil in cultuur
cultuur	gemeenschappelijke wereld van ervaringen, waarden en kennis die een bepaalde sociale eenheid kenmerkt
cultuurgebonden communicatie	communicatie die samenhangt met een cultuur
decorumverlies	er wordt geen aandacht meer geschonken aan de persoonlijke verzorging en aan de gebruikelijke omgangsvormen
dementie	een achteruitgang in de geestelijke vermogens
desoriëntatie in tijd, plaats en persoon	men heeft geen idee meer van tijd waardoor het dagelijks ritme zijn vanzelfsprekendheid verliest
diagnose	dia = van afstand, gnosis = kennis, weten
digitale communicatie	communicatie via internet
discriminatie	als je je gaat gedragen naar je vooroordeel dan discrimineer je; apart stellen en beoordelen van een bepaalde groep of een persoon
eenzijdige communicatie	je kunt niet direct reageren op gekregen informatie, omdat deze informatie je bereikt via de media of via schriftelijke informatie
effect	hoe de intentie van de zender overkomt op de ontvanger
emotie	een emotie is een gemoedstoestand waarbij gedachten horen, een lichamelijke reactie, een psychische gesteldheid en een wijze van reageren
emotionele besmetting	het gevoel van de persoon die dit het sterkst uitdrukt, kan overgaan op de persoon die de emoties op dat moment minder sterk ervaart
emotionele betrokkenheid	wijze waarop je de informatie van iemand interpreteert, wordt gekleurd door het feit of je iemand aardig vindt of niet
empathie	invoelend vermogen
externe ruis	factoren van buitenaf die je kunnen afleiden (lawaai)
feedback	wanneer je iemand laat weten wat het effect van zijn of haar gedrag op jou is; elke reactie uit de (sociale) omgeving die kan dienen om verder gedrag bij te sturen
forceren	dwingen
formele groep	groep waarvoor afspraken zijn gemaakt over de taak, de verantwoordelijkheid en de besluitvorming
functie	rol met opgedragen taken en verantwoordelijkheden

functionele relatie	relatie waarbij de onderlinge verhouding in het teken staat van de functie
fysieke factoren	lichamelijke omstandigheden
fysieke omgeving	de dingen om de mens heen; bijvoorbeeld de ruimte waarin iemand zich bevindt
gedrag	activiteiten die geobserveerd kunnen worden, het gedrag is zichtbaar of waarneembaar; gedrag wordt gevormd door wat je waarneemt, wat je denkt, wat je voelt en hoe je ten slotte handelt
gezag	natuurlijk overwicht
generaliseren	op grond van een enkele gebeurtenis of eigenschap je een oordeel over iemand vormen; je denkt dat het een algemene regel is, maar het is gebaseerd op één geval
gesloten houding	benen en armen over elkaar
gesloten vragen	vragen waarop degene die antwoord geeft alleen met 'ja' of 'nee' kan antwoorden
gespreksfasen	elk gesprek heeft een begin, midden en eind; bij verschillende gespreksvormen hebben deze fasen hun eigen doelen
gesprekstechnieken	hulpmiddelen die het communicatieproces ondersteunen
gespreksvormen	aan de hand van het doel van het gesprek (het geven van advies, het brengen van slecht nieuws, het geven van voorlichting) pas je de vorm van het gesprek aan
helden	personen of figuren die voor een bepaald gedrag staan; een van de vier lagen die een cultuur vertegenwoordigt
heterogeen	aspecten of eigenschappen die onderling verschillen
homogeen	aspecten of eigenschappen die overeenkomen
houding	de manier waarop je je gedraagt in bepaalde situaties ten opzichte van personen en gebeurtenissen
hyperactiviteit	hyperactieve kinderen kenmerken zich door snel afgeleid zijn, een onvermogen zich te concentreren, ongedurigheid, rusteloosheid en een motorische onrust
ik-boodschap	zeggen wat jij ergens van vindt, hoe je je erbij voelt en welk effect het op je heeft; je begint een zin altijd met 'ik'
impuls	prikkel
incongruentie	verbale en non-verbale taal zijn niet met elkaar in overeenstemming
informatie	boodschap die via verbale of non-verbale communicatie wordt overgebracht van de zender aan de ontvanger
informele groep	in deze groep liggen de afspraken niet vast
in-group	groep waar een sterk wij-gevoel leeft, grote onderlinge verbondenheid
integer	betrouwbaar, oprecht

integratie	opnemen van de nieuwe cultuur
integratieprojecten	projecten die de integratie bevorderen
intentie	wil om iets te doen, bedoeling
interactie	wisselwerking (hier: tussen mensen)
interne ruis	waarneming die door eigen ervaringen wordt gekleurd
interpersoonlijke ruimte	ruimte tussen mensen
interpretatie	uitleg die de ontvanger geeft aan de boodschap van de zender
invoelingsvermogen	vermogen invoelend te kunnen zijn in de situatie van de ander
irreële angst	er is geen direct aanwijsbare oorzaak voor de angst; de angst speelt zich af in de fantasie
kortetermijngeheugen	het onthouden van dingen die kortgeleden zijn gebeurd
macht	vermogen om een ander te laten doen wat jij wilt, overwicht op de ander hebben
machtsmisbruik	de macht gebruiken om er zelf beter van te worden, de belangen van de ander worden genegeerd
media	pers/radio/televisie
menselijke natuur	gemeenschappelijk voor alle mensen op de wereld, zoals het hebben van emoties en behoeften
midlifecrisis	dit is een overgangsperiode in het leven van de volwassene die een soort bezinning inhoudt op zijn leven. Vragen als: Heb ik in mijn leven bereikt wat ik wilde bereiken? Hoe geef ik mijn leven betekenis? Wil ik dit leven blijven leiden zoals ik dat nu doe? spelen in deze overgangsperiode een grote rol
migranten	iemand die naar een andere woonplaats gaat
mondelinge communicatie	face to face-communicatie of via de telefoon
multiculturele samenleving	samenleving waarin mensen met verschillende culturele achtergronden leven
negeren	ontkennen
non-verbale communicatie	lichaamstaal
normen	regels waarnaar je leeft
objectief waarnemen	waarneming gebaseerd op feiten
observeren	bewust en doelgericht waarnemen
ontvanger	degene die de boodschap ontvangt van de zender
ontwikkelingspsychologie	houdt zich bezig met het kind en zijn ontwikkeling tot volwassene
open houding	armen naast het lichaam en benen naast elkaar
open vragen	vragen die beginnen met vragende voornaamwoorden: wat, wie, hoe, waarom, wanneer, welke
organisatie	hoe zit de organisatie in elkaar, welke regels zijn er, welke bevoegdheid heeft een bepaalde persoon, hoe zijn de procedures
out-group	alle mensen die niet tot de in-group behoren

overtuiging	nauwkeurig te omschrijven opvatting over een stand van zaken vanuit bepaalde waarden, vaak gedeeld met meerdere mensen
persoonlijkheid	wordt gevormd door eigenschappen die gedeeltelijk aangeboren zijn en gedeeltelijk aangeleerd door de cultuur en individuele ervaringen
persoonlijke relatie	relatie waarbij men belangstelling voor elkaar heeft en met een grote mate van vertrouwelijkheid met elkaar omgaat
positie	plaats die iemand inneemt in de maatschappij of in de groep
preventie	voorkómen
probleemherdefiniëring	als het gehele probleem aan de orde is geweest in een gesprek, wordt door middel van een samenvatting de samenhang duidelijk gemaakt
probleemverheldering	duidelijkheid geven of krijgen over de kern van het probleem
projectie	je eigen gevoelens schrijf je toe aan de ander, je doet dat onbewust
protocollen	geschreven en ongeschreven gedragsregels worden opgenomen
psychische factoren	geestelijke omstandigheden
psychosociale problemen	aanleidinggevende omstandigheden binnen of buiten een persoon die tot gedragsproblematiek kunnen leiden; bijvoorbeeld: stress, eenzaamheid, plotselinge gebeurtenissen
racisme	discriminatie op grond van iemands huidskleur of herkomst
reële angst	als er gevaar dreigt, is het verklaarbaar dat er angst in het spel is
referentiekader	ieder heeft eigen karaktertrekken, normen en waarden, gevoelens; uit het communicatiegedrag kun je iemands achtergrond opmaken: de onderwerpen waarover iemand communiceert en de manier waarop hij dat doet, zeggen iets over deze persoon: wie hij is, wat hij denkt, vindt en voelt
relationeel conflict	conflict tussen twee mensen, gebaseerd op de persoonlijke relatie die ze hebben
respect	gepaste eerbied of ontzag
rituelen	handelingen die niet echt nodig zijn om een doel te bereiken, maar binnen een cultuur als belangrijk worden beschouwd; een van de vier lagen die een cultuur vertegenwoordigt
rol	datgene wat je in een bepaalde positie moet doen en laten
rolconflict	wanneer van eenzelfde persoon tegelijkertijd verschillende gedragingen worden verwacht
samenvatting	beknopte weergave van een gesprek
schriftelijke communicatie	op schrift gestelde informatie
slechtnieuwsgesprek	gesprek waarbij je slecht nieuws aan een ander moet overdragen
sociale eenheid	groep die zich kenmerkt door een gemeenschappelijke wereld van ervaringen, waarden en kennis; kan een land zijn, provincie, familie, bedrijf, geloofsgemeenschap, enzovoort
sociale factoren	maatschappelijke omstandigheden

sociale omgeving	de mens en zijn medemens; de mens leeft met andere mensen samen en is van hen op een bepaalde manier afhankelijk. Het gedrag van mensen wordt voor een groot deel beïnvloed door de ander
sociale psychologie	wetenschap die zich bezighoudt met de bestudering van individuen, groepen en hun relaties
socialiseren	proces waardoor je leert lid van een maatschappij te zijn
stereotypering	eigenschappen van een hele groep aan individuele personen toeschrijven
subjectief waarnemen	waarneming wordt beïnvloed door menselijke eigenschappen
suggestieve vragen	vragen waarbij je de ander in een bepaalde richting stuurt
symbolen	woorden, gebaren, afbeeldingen of voorwerpen die worden begrepen door leden van een bepaalde cultuur; een van de vier lagen die een cultuur vertegenwoordigt
taak	de opdracht die vervuld moet worden
taakomschrijving	overzicht van taken die bij een functie horen
taalgebruik	woorden die de zender gebruikt om iets duidelijk te maken
traditie	oude gewoonte van een (grote) groep mensen
transparant	doorzichtig, open voor inspraak en invloeden van buitenaf
tweezijdige communicatie	zender en ontvanger kunnen reageren op elkaar
unieke plaats	plaats die niet door een ander kan worden ingenomen
vandalisme	het moedwillig vernielen van publiek en particulier eigendom
verbale communicatie	woorden die worden gebruikt in het communicatieproces
verdringing	soms doet bepaalde informatie ons zo veel, dat we die informatie liever niet opnemen
vertrouwensrelatie	mate van vertrouwelijkheid tussen hulpvrager en hulpverlener
voorkeursstijl	stijl die de voorkeur heeft boven een andere stijl
voorlichting	vorm van communicatie waarbij bewust en systematisch wordt geprobeerd informatie over te dragen, teneinde de ander in staat te stellen zich over een concrete situatie zelfstandig en bewust een oordeel te vormen
vooroordeel	een mening die niet gebaseerd is op iets wat je waargenomen hebt; ongegrond oordeel
waarden	betekenisgeving vanuit je kern, waaruit normen voortvloeien (waarde: goed zijn voor elkaar, norm: zieke medemens willen helpen)
waarnemen	boodschap van de zender wordt door de ontvanger via meerdere zintuigen opgevangen (kijken, luisteren, voelen)
zelfobservatie	bewust op jezelf letten
zender	degene die de boodschap zendt aan de ontvanger
zingeving	proces van (het verlenen van) zin en betekenis

Register

acceptatie 55
adolescent 23
advies 111
adviesgesprek 111
afasie 30
afhankelijkheid 43
angst
 –, irreële 20
 –, reële 20
anorexia nervosa 24
assertief 76
attitude 49
belangstelling 51
benadering
 –, kindvriendelijke 19
beroepshouding 56
betekenisgeving 172
blinde vlek 118
boulimia nervosa 24
cognitie 15
communicatie afstemmen 171, 173
communicatie
 –, kracht 87
 –, mondelinge 83
 –, non-verbale 86, 87
 –, schriftelijke 84
 –, verbale 86
communicatievormen
 –, digitale 84
conflicten 69
 –, belangen- 127
 –, over organisatiewijze 127
 –, relationele 127
conflictgedrag
 –, oorzaken van 128
conflicthantering 135

–, stijlen van 131
conflictsituatie 126
conformisme 36
congruentie 89
cultuur 151, 153
cultuurlagen 151
cultuurwaarden 151
dementie 30
depressiviteit 25
discriminatie 166
 –, generalisaties 167
 –, negatieve 167
 –, positieve 167
distantie 54
echtheid 55
emotie 15, 139
empathie 54
externe ruis 101
familiegroepen 157
feedback 68, 73, 115
gedrag 13
 –, aangeboren 13
 –, aangeleerd 13
 –, onmaatschappelijk 25
gelijkwaardig 170
gesprek
 –, advies- 111
 –, beginfase 102
 –, eindfase 102
 –, middenfase 102
grenzen 73, 75
groep
 –, formele 34
 –, heterogene 35
 –, homogene 35
 –, informele 35

-, primaire 34
-, secundaire 34
grondhouding 49
helden 152
houding
   -, gesloten 88
   -, open 88
hyperactiviteit 20
identiteit 23
ik-boodschap 116
in-group 35
integratie 167
integratieprojecten 164
interactie 100
interne ruis 95
interpreteren 90, 91
intimiteit 73
Johari Window 118
kindvriendelijke benadering 19
koppigheidsfase 18
leiderschapsstijl
   -, opdrachtgerichte 42
   -, relatiegerichte 42
levensfasen 17
luisteren 51
   -, actief 104
macht 44
   -, afstand tot de 155
   -, misbruik van 44
   -, positief gebruiken 44
media 86
mensen op zichzelf 157
midlifecrisis 28
migrantenvoorlichter 178
motivatie 15
Nationaal Instituut voor Gezondheidsbevordering en Ziektepreventie (NIGZ) 179
natuur
   -, menselijke 153
normen 12
objectief 90
observeren 91
omgeving
   -, fysieke 15
   -, sociale 14
onbekende zelf 118

onomkeerbaarheid 43
ontwikkeling 17
openheid 43
opvoedingsmiddel 19
organisatie 173
out-group 35
overassertief 76
persoonlijkheid 153
positie 39
racisme 166
referentiekader 94
relatie
   -, ongelijkwaardige 43, 126
respect 53
rituelen 152
rol 40
rolconflict 40
rolpatroon 40
ruimte
   -, interpersoonlijke 88
ruis
   -, externe 101
   -, interne 95
ruzie 69
samenleving
   -, mannelijke 158
   -, multiculturele 163
   -, vrouwelijke 158
samenvatting 108
situatie
   -, controleerbare 42
   -, onzekere 160
socialisatie 12
socialisatieproces 12
subassertiviteit 76
subjectief 90
symbolen 152
taalgebruik afstemmen 102
traditie 161
transparantie 67
uniek 170
verantwoordelijkheid 59
verborgen gebied 118
volwassenheid 26
voorlichting 110
voorlichtingsmateriaal 179

vooroordeel 143, 166
vraag
 –, gesloten 107
 –, open 107
 –, suggestieve 107
vrije ruimte 118
waarden 12
waarnemen 90